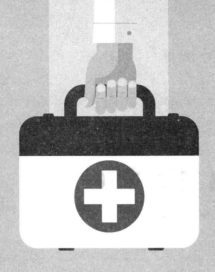

皮肤外科与美容

PI FU WAI KE YU MEI RONG

丁 江 李金辉 刘玉磊 主编

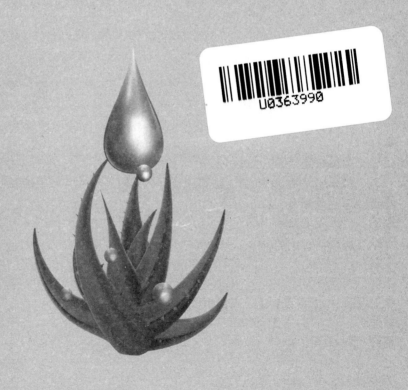

江西科学技术出版社

图书在版编目（CIP）数据

皮肤外科与美容 / 丁江, 李金辉, 刘玉磊主编. --
南昌：江西科学技术出版社, 2019.3（2023.7重印）
ISBN 978-7-5390-6803-9

Ⅰ.①皮… Ⅱ.①丁… ②李… ③刘… Ⅲ.①皮肤病
– 激光疗法②美容 – 激光疗法 Ⅳ.①R751.05

中国版本图书馆CIP数据核字（2020）第092473号

国际互联网（Internet）地址：
http://www.jxkjcbs.com
选题序号：**ZK2019014**
图书代码：**B19054-102**

皮肤外科与美容   丁江   李金辉   刘玉磊   主编

出版 发行	江西科学技术出版社
社址	南昌市蓼洲街2号附1号
	邮编：330009 电话：（0791）86623491 86639342（传真）
印刷	永清县晔盛亚胶印有限公司
经销	全国各地新华书店
开本	787 mm×1092 mm 1/16
字数	160千字
印张	8.75
版次	2019年3月第1版 2023年7月第2次印刷
书号	ISBN 978-7-5390-6803-9
定价	48.00元

赣版权登字-03-2019-110

前　言

　　皮肤外科是随着皮肤病学而发展的,它是皮肤病科学中不可缺少的重要组成部分。在皮肤病的诊疗过程中,掌握了皮肤病学知识、皮肤病理学知识,再加上皮肤外科学知识,会使我们对皮肤病的诊断和治疗更加全面,能够最大限度地解除病人的病痛。皮肤外科大致的分为治疗皮肤疾病的普通皮肤外科和以美容为目的的美容皮肤外科,如毛发移植、吸脂术、重睑手术、换肤术等。

　　美容整形就是把自己不满意的部位(面部或身体)通过手术的形式矫正达到期望的样子,与普通整形不同的是它主要的目的是为了美容,使面部或身体某部位更加美观。美容整形是指运用手术、医疗器械、药物以及其他医学技术方法对人的容貌和人体各部位形态进行的修复与再塑,进而增强人体外在美感为目的的医学科学。整形美容主要内容有隆胸整形、彩光嫩肤、眼眉整形、颧骨整形、鼻部整形、颌面整形、口唇整形、除皱美容等。

　　本书主要介绍临床常见皮肤病的治疗以及皮肤美容整形技术,为皮肤临床实践应用提供理论指导,希望广大医学工作者品评与指摘。

目 录

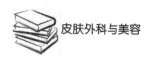

1 总论

1.1 皮肤性病学概述

1.1.1 皮肤性病学的定义和范畴

皮肤性病学(dermatovenereology)包括皮肤病学(dermatology)和性病学(venereology),二者都是临床医学的重要内容,而临床医学是生命科学范畴中的一个重要组成部分,是以认识和防治各种疾病、保护和增进人类健康为任务的科学。

皮肤病学是研究皮肤及附属器和各种与之相关疾病的科学,其内容包括正常皮肤及附属器的结构与功能、各种皮肤及附属器疾病的病因、发病机制、临床表现、诊断方法、治疗及预防。性病学是研究性传播疾病的科学,其内容包括各种性传播疾病的病因、发病机制、临床表现、诊断方法、治疗及预防。皮肤性病学是一门涉及面广、整体性强的临床应用学科,同时又与其他临床学科之间存在广泛而密切的联系。就实践工作的性质而言,皮肤性病学研究的范畴又可分为专业基础性研究和临床应用性研究,二者是相辅相成、紧密联系的有机整体,前者是后者的推广和深入,后者是前者的导引和归宿。

近年来,在各基础学科的推动和带动下,生命科学逐渐成为人类自然科学发展的先导,人们对自身生命及其价值的认识正在不断深入,临床医学的内容得到不断扩展,皮肤性病学也相应地进入了一个飞跃发展的阶段。皮肤组织病理学、皮肤生理学、皮肤病原生物学、皮肤遗传学、皮肤流行病学等领域均取得显著进展,皮肤性病学与其他各基础学科互相渗透和交叉的态势已经形成,学科发展正逐步走向均衡和协调。随着生活水平的提高,人们对皮肤健康的要求不仅仅限于没有疾病,而是逐步扩展到对皮肤的美学要求,这些要求也促进了皮肤美容学、皮肤整形外科学等分支学科的发展。

1.1.2　皮肤性病学发展简史

1.1.2.1　世界皮肤性病学发展历程

18世纪中叶以前,皮肤病诊治工作一般由外科医师承担,有关皮肤病学的知识也被包含在外科学教科书中。18世纪末,许多知名的内科医师开始注意观察和记录发生于皮肤的疾病,这种趋势一直延续到19世纪,直至皮肤病学成为内科学的一个分支。19世纪末,对梅毒螺旋体和结核杆菌感染的研究成为内科学中一个相对独立的范畴。20世纪初,一些内科医师开始专门致力于皮肤病学研究,使皮肤病学成为一门独立于内科学之外的临床学科。由于多数性传播疾病的治疗也由皮肤科医师承担,因此性病学逐渐被纳入皮肤病学的范畴,包括我国在内的多数国家将其合并命名为皮肤性病学。

皮肤性病学在20世纪上半叶发展极为缓慢,主要对各种皮肤病和性病进行临床表现的描述、命名及分类,各种疾病的治疗手段也仅限于经验性治疗,缺乏显著疗效。由于多数皮肤病和性病发生于体表,易于临床观察,因此常无需进一步深入检查,加之这个时期除皮肤组织病理检查外并无其他检查手段,因此在探求疾病本质方面,皮肤性病学远远落后于其他学科(如心脏病学和内分泌学)。20世纪下半叶,由于各基础学科的发展及其与皮肤性病学之间的有效结合,皮肤性病学的研究手段不断丰富,使一些皮肤病和性病的病因、发病机制、治疗手段等的研究成为可能。近几十年来,分子生物学技术逐渐与皮肤性病学融合,不仅为皮肤性病学工作者提供了更为先进的研究手段,而且促使一批非医学科学家投身到皮肤性病学研究中,这无疑大大推动了皮肤性病学相关研究工作的进程。现代医药工业显著加快了新药的研发进度,这在某种程度上也推动了皮肤性病学的基础和临床研究。

近年来,皮肤性病学发展非常迅速,其分支学科包括皮肤外科、激光医学、光生物医学等,逐渐成为一门内容涵盖丰富、研究领域宽广、技术手段先进、发展潜力巨大的临床医学分支学科。

1.1.2.2　我国皮肤性病学发展历程

与现代医学发源地的西方国家相比,皮肤性病学在我国具有更悠久的历史。早在公元前14世纪的甲骨文中就已有"疥"和"疕"字出现,并有癣、疣等病名。《周礼·天官》中记载"凡邦之有疾病者,疕疡者造焉,则使医分而治之",说明在当时的医学中就已经对皮肤病学的研究范畴进行了初步界定。春秋三国时期人们对皮肤病的认识已经逐渐增多并形成了一定的理论基础。汉张仲景《金匮要略》中比较完备地记载了淋

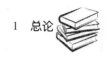

病的有关内容；唐孙思邈《千金要方》《千金翼方》是小儿皮肤病学的先驱；明陈实功《外科正宗》中有关皮肤性病学的记载集历代皮肤病成就之大成；明韩懋《杨梅疮论治方》是我国最早记载梅毒的专著。

20世纪50年代以前，我国的皮肤性病学发展一直较为缓慢，但自50年代，尤其是80年代以后，我国皮肤性病学在基础研究、组织病理学、免疫学、职业性皮肤病等方面已经取得了长足的发展，出现了一批较高水平的研究成果，这些发展和成果显著夯实了我国皮肤性病学的基础。近年来，我国皮肤性病学工作者与其他基础科学研究人员一起，在消化吸收国外先进技术、先进经验的基础上，紧密跟踪世界研究热点并力求有所创新，研究水平迅速提高，在皮肤遗传学、皮肤免疫学、性传播疾病等方面的研究已经接近或达到世界先进水平（如最近我国皮肤性病学工作者发现毛发上皮瘤和红斑肢痛症的致病基因等），大大推动了我国皮肤性病学的发展。

1.1.3 皮肤性病学的学科特点

性病学研究的疾病种类较为有限，其病因多与行为有关，对这些疾病的控制是世界范围内的公共卫生问题。与之相比，皮肤病学研究的内容要复杂得多，目前可以命名的具有不同临床特点的皮肤及附属器疾病种类多达2000余种。在皮肤病的命名上，长期以来没有统一，国际上各种命名标准共存，有些存在交叉（如按病因命名的真菌感染性皮肤病和药疹，按共同组织病理特征命名的角化性皮肤病，按解剖学部位命名的毛发疾病、甲疾病，按共同皮损特征命名的大疱性皮肤病、红斑鳞屑性皮肤病等），这些命名的统一有待于对各种疾病深入而全面的认识。

皮肤病的这种复杂性与皮肤及附属器所处的复杂病因体系有关。皮肤包绕整个躯体，除受机体内部各种因素影响之外，还直接与个体所处的外界环境相接触；这些内部和外部因素的改变均可能对皮肤及附属器造成影响，当这些影响达到或超过一定程度时即可致病。同时，皮肤还与机体其他系统或脏器之间存在着紧密联系，因此皮肤异常表现常为机体内部某些病变的"窗口"，如青年女性发生的面部蝶形红斑常提示系统性红斑狼疮、剧烈的皮肤瘙痒常与肝肾疾病或糖尿病有关等，这在临床上具有重要的提示作用。

皮肤病和性病给患者带来的影响一般用"5D"模式来描述，其中心理影响越来越受到关注，因为后者不但影响患者的生存质量，而且可对其所患的疾病造成负面影响，形成恶性循环。

目前相当一部分皮肤病及少数性病尚缺乏有效的治疗或控制手段，在人类普遍对

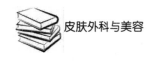

生存质量要求提高的今天,这种状况是每位皮肤性病学工作者必须面对的挑战。广泛开展基础和临床研究、加快新药研发、开拓治疗手段将是解决这些问题的必由之路。

1.2　皮肤的结构

皮肤(skin)被覆于体表,与人体所处的外界环境直接接触,在口、鼻、尿道口、阴道口、肛门等处与体内各种管腔表面的黏膜互相移行,对维持人体内环境稳定极其重要。皮肤由表皮、真皮和皮下组织构成,其中含血管、淋巴管、神经、肌肉及各种皮肤附属器如毛发、皮脂腺、汗腺和甲等,表皮与真皮之间由基底膜带相连接。皮肤为人体最大的器官,总重量约占个体体重的 16% ,成人皮肤总面积约为 $1.5m^2$,新生儿约为 $0.21m^2$ 。不包括皮下组织,皮肤的厚度约为 $0.5\sim4mm$,存在较大的个体、年龄和部位差异,如眼睑、外阴、乳房的皮肤最薄,厚度约为 $0.5mm$,而掌跖部位皮肤最厚,可达 $3\sim4mm$;表皮厚度约为 $0.1mm$,真皮厚度可达 $0.4\sim2.4mm$ 。

皮肤附着于深部组织并受纤维束牵引形成致密的多走向沟纹,称为皮沟(skin grooves),其将皮肤划分为大小不等的细长隆起称为皮嵴(skin ridges),较深的皮沟将皮肤表面划分成菱形或多角形微小区域,称为皮野。皮嵴上的凹点即为汗腺开口。掌跖及指(趾)屈侧的皮沟、皮嵴平行排列并构成特殊的涡纹状图样,称为指(趾)纹,其样式由遗传因素决定,除同卵双生子外,个体之间均存在差异。

根据皮肤的结构特点,可将其大致分为有毛的薄皮肤(hairy thin skin)和无毛的厚皮肤(hairless thick skin)两种类型,前者被覆身体大部分区域,后者分布于掌跖和指(趾)屈侧面,具有较深厚的摩擦嵴,能耐受较强的机械性摩擦。有些部位皮肤的结构比较特殊,不属于上述两种类型,如口唇、外阴、肛门等皮肤黏膜交界处。皮肤的颜色因种族、年龄、性别、营养及部位不同而有所差异。

1.2.1　表皮

表皮(epidermis)属复层鳞状上皮,主要由角质形成细胞、黑素细胞、朗格汉斯细胞和麦克尔细胞等构成。表皮借基底膜带与真皮相连接。

1.2.1.1　角质形成细胞(keratinocyte)

由外胚层分化而来,是表皮的主要构成细胞,数量占表皮细胞的 80% 以上,在分化过程中可产生角蛋白(keratin)。角质形成细胞之间及与下层结构之间存在一些特

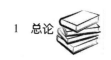

殊的连接结构如桥粒和半桥粒。根据分化阶段和特点可将分为五层,由深至浅分别为基底层、棘层、颗粒层、透明层和角质层。

(1)基底层(stratum basale)

位于表皮底层,由一层立方形或圆柱状细胞构成,细胞长轴与真皮-表皮交界线垂直。胞质呈嗜碱性,胞核卵圆形,核仁明显,核分裂象较常见,胞核上方可见黑素颗粒聚集或呈帽状排列。电镜下可见胞质内有许多走向规则的张力细丝,直径约5nm,常与表皮垂直。基底层细胞底部借半桥粒与基底膜带相附着。

基底层细胞分裂、逐渐分化成熟为角质层细胞并最终由皮肤表面脱落是一个受到精密调控的过程。正常情况下约30%的基底层细胞处于核分裂期,新生的角质形成细胞有次序地逐渐向上移动,由基底层移行至颗粒层约需14天,再移行至角质层表面并脱落又需14天,共约28天,称为表皮通过时间或更替时间。

(2)棘层(stratum spinosum)

位于基底层上方,由4~8层多角形细胞构成,细胞轮廓渐趋扁平。细胞表面有许多细小突起,相邻细胞的突起互相连接,形成桥粒。电镜下可见胞质内有许多张力细丝聚集成束,并附着于桥粒上,棘层上部细胞胞质中散在分布直径为100~300nm的包膜颗粒,称角质小体或Odland小体。

(3)颗粒层(stratum granulosum)

位于棘层上方,在角质层薄的部位由1~3层梭形或扁平细胞构成,而在掌跖等部位细胞可厚达10层,细胞长轴与皮面平行。细胞核和细胞器溶解,胞质中可见大量形态不规则的透明角质颗粒(keratohyline granule)沉积于张力细丝束之间。

(4)透明层(stratum lucidum)

位于颗粒层与角质层之间,仅见于掌跖等部位的较厚表皮中,由2~3层较扁平的细胞构成。细胞界限不清,易被伊红染色,光镜下胞质呈均质状并有强折光性。

(5)角质层(stratum corneum)

位于表皮最上层,由5~20层已经死亡的扁平细胞构成,在掌跖部位可厚达40~50层。细胞正常结构消失,胞质中充满由张力细丝与均质状物质结合而形成的角蛋白。角质层上部细胞间桥粒消失或形成残体,故易于脱落。

1.2.1.2　黑素细胞(melanocyte)

黑素细胞起源于外胚层的神经嵴,其数量与部位、年龄有关而与肤色、人种、性别等无关。几乎所有组织内均有黑素细胞,但以表皮、毛囊、黏膜、视网膜色素上皮等处为多。HE染色切片中黑素细胞位于基底层,数量约占基底层细胞总数的10%,细胞

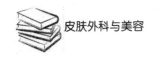

胞质透明,胞核较小,银染色及多巴染色显示细胞有较多树枝状突起。电镜下可见黑素细胞胞质内含有特征性黑素小体(melanosome),后者为含酪氨酸酶的细胞器,是合成黑素的场所。1个黑素细胞可通过其树枝状突起向周围约 10 ~ 36 个角质形成细胞提供黑素,形成 1 个表皮黑素单元(epidermal melanin unit)。黑素能遮挡和反射紫外线,保护真皮及深部组织免受辐射损伤。

1.2.1.3 朗格汉斯细胞(Langerhans cell)

是由起源于骨髓的单核 – 巨噬细胞通过一定循环通路进入表皮中形成的免疫活性细胞。多分布于基底层以上的表皮和毛囊上皮中,数量约占表皮细胞总数的 3% ~ 5%,密度因部位、年龄和性别而异,一般面颈部较多而掌跖部较少。

Langerhans 细胞 HE 染色及多巴染色阴性,氯化金染色及 ATP 酶染色阳性。光镜下细胞呈多角形,胞质透明,胞核较小并呈分叶状,线粒体、高尔基复合体、内质网丰富,并有溶酶体。电镜下细胞核呈扭曲状,无张力细丝、桥粒和黑素小体,胞质清亮,内有特征性的 Birbeck 颗粒,后者多位于胞核凹陷附近,长约 150 ~ 300nm,宽约 40nm,其上有约 6nm 的周期性横纹,有时可见颗粒一端出现球形泡而呈现网球拍样外观;目前认为 Birbeck 颗粒是由 Langerhans 细胞吞噬外来抗原时胞膜内陷形成,是一种消化细胞外物质的吞噬体或抗原贮存形式。

Langerhans 细胞有多种表面标记,包括 IgG 和 IgE 的 FcR、C3b 受体、MHC Ⅱ 类抗原(HLA – DR、DP、DQ)及 CD4、CD45、S – 100 等抗原。人类 Langerhans 细胞是正常皮肤内唯一能与 CD1a(OKT6)单克隆抗体结合的细胞。

1.2.1.4 麦克尔细胞(Merkel cell)

多分布于基底层细胞之间,细胞有短指状突起,胞质中含许多直径为 80 ~ 100mm 的神经内分泌颗粒,胞核呈圆形,常有深凹陷或呈分叶状。电镜下 Merkel 细胞借桥粒与角质形成细胞相连,常固定于基底膜而不跟随角质形成细胞向上迁移。Merkel 细胞在感觉敏锐部位(如指尖和鼻尖)密度较大,这些部位的神经纤维在临近表皮时失去髓鞘,扁盘状的轴突末端与 Merkel 细胞基底面形成接触,构成 Merkel 细胞 – 轴突复合体(Merkel cell – neurite complex),可能具有非神经末梢介导的感觉作用。

1.2.1.5 角质形成细胞间及其与真皮间的连接

(1)桥粒(desmosome)

是角质形成细胞间连接的主要结构,由相邻细胞的细胞膜发生卵圆形致密增厚而共同构成。电镜下桥粒呈盘状,直径约为 0.2 ~ 0.5μm,厚约 30 ~ 60nm,其中央有 20 ~

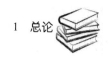

30nm 宽的电子透明间隙,内含低密度张力细丝;间隙中央电子密度较高的致密层称中央层(central stratum),其黏合物质是糖蛋白;中央层的中间还可见一条更深染的间线(intermediate line),为高度嗜锇层。构成桥粒的相邻细胞膜内侧各有一增厚的盘状附着板(attachment plaque),长约 0.2~0.3μm,厚约 30nm,许多直径约为 10nm 的张力细丝呈袢状附着于附着板上,其游离端向胞质内返折,附着板上固有的张力细丝可从内侧钩住张力细丝袢,这些固有张力细丝还可穿过细胞间隙并与中央层纵向张力细丝相连,称为跨膜细丝。

桥粒由两类蛋白质构成:一类是跨膜蛋白,位于桥粒芯(desmosomal core),主要由桥粒芯糖蛋白(desmoglein,Dsg)和桥粒芯胶蛋白(desmocollin,Dsc)构成,它们形成桥粒的电子透明细胞间隙和细胞间接触层;另一类为胞质内的桥粒斑(desmosomal plaque)蛋白,是盘状附着板的组成部分,主要成分为桥粒斑蛋白(desmoplakin,DP)和桥粒斑珠蛋白(plakogloubin,PG)。

桥粒本身即具有很强的抗牵张力,加上相邻细胞间由张力细丝构成的连续结构网,使得细胞间连接更为牢固。在角质形成细胞的分化过程中,桥粒可以分离,也可重新形成,使表皮细胞逐渐到达角质层而有规律的脱落。桥粒结构的破坏可引起角质形成细胞之间相互分离,临床上形成表皮内水疱或大疱。

(2)半桥粒(hemidesmosome)

是基底层细胞与下方基底膜带之间的主要连接结构,系由角质形成细胞真皮侧胞膜的不规则突起与基底膜带相互嵌合而成,其结构类似于半个桥粒。电镜下半桥粒内侧部分为高密度附着斑,基底层细胞的角蛋白张力细丝附着于其上,胞膜外侧部分称为亚基底致密斑(subbasal dense plague),两侧致密斑与中央胞膜构成夹心饼样结构。致密斑中含 BPAG1、BPAG2、整合素(integrin)等蛋白。

(3)基底膜带(basement membrane zone,BMZ)

位于表皮与真皮之间,PAS(过碘酸-雪夫)染色显示为一条约 0.5~1.0μm 的紫红色均质带,银浸染法可染成黑色。皮肤附属器与真皮之间、血管周围也存在基底膜带。电镜下基底膜带由胞膜层、透明层、致密层和致密下层四层结构组成。

基底膜带的四层结构通过各种机制有机结合在一起,除使真皮与表皮紧密连接外,还具有渗透和屏障等作用。表皮无血管,血液中的营养物质即通过基底膜带进入表皮,而表皮的细胞产物又可通过基底膜带进入真皮。一般情况下,基底膜带限制分子量大于 40000 的大分子通过,但当其发生损伤时,炎症细胞、肿瘤细胞及其他大分子物质均可通过基底膜带进入表皮。基底膜带结构的异常可导致真皮与表皮分离,形成

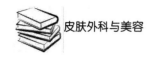

表皮下水疱或大疱。

1.2.2 真皮

真皮(dermis)由中胚层分化而来。全身各部位厚薄不一,一般约1~3mm,眼睑最薄,为0.3mm。真皮内有各种皮肤附属器及血管、淋巴管、神经和肌肉。

真皮由浅至深可分为乳头层(papillary layer)和网状层(reticular layer),但两层之间并无明确界限。乳头层为凸向表皮底部的乳头状隆起,与表皮突呈犬牙交错样相接,内含丰富的毛细血管和毛细淋巴管,还有游离神经末梢和囊状神经小体;网状层较厚,位于乳头层下方,有较大的血管、淋巴管、神经穿行。

真皮属于不规则的致密结缔组织,由纤维、基质和细胞成分组成,其中以纤维成分为主,纤维之间有少量基质和细胞成分。

1.2.2.1 胶原纤维(collagen fibers)

含量最丰富,HE染色呈浅红色。真皮乳头层、表皮附属器和血管附近的胶原纤维较纤细,且无一定走向;真皮中下部的胶原纤维聚集走向几乎与皮面平行的粗大纤维束,相互交织成网,在不同水平面上各自延伸;真皮下部的胶原束最粗。胶原纤维由直径为70~140nm的胶原纤维(collagen fibril)聚合而成,主要成分为Ⅰ型胶原,少数为Ⅲ型胶原。胶原纤维韧性大,抗拉力强,但缺乏弹性。

1.2.2.2 网状纤维(reticular fibers)

并非独立的纤维成分,仅是幼稚的、纤细的未成熟胶原纤维。主要分布在乳头层及皮肤附属器、血管和神经周围。HE染色难以显示,银染呈黑色,故又称嗜银纤维。网状纤维由直径40~65nm的网状原纤维(reticular fibril)聚合而成,主要成分为Ⅲ型胶原。

1.2.2.3 弹力纤维(elastic fibers)

HE染色不易辨认,醛品红染色呈紫色。电镜下弹力纤维较胶原纤维细,直径1~3nm,呈波浪状,相互交织成网,缠绕在胶原纤维束之间。弹力纤维由弹力蛋白(elasticin)和微原纤维(microfibril)构成。弹力纤维具有较强的弹性。

1.2.2.4 基质(matrix)

基质为填充于纤维、纤维束间隙和细胞间的无定形物质,主要成分为蛋白多糖(proteoglycan)。蛋白多糖以曲折盘绕的透明质酸长链为骨架,通过连接蛋白结合许多蛋白质分子形成支链,后者又连有许多硫酸软骨素等多糖侧链,使基质形成许多微

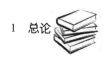

孔隙的分子筛立体构型。小于这些孔隙的物质如水、电解质、营养物质和代谢产物可自由通过,进行物质交换;大于孔隙者(如细菌等)则不能通过,被限制于局部,有利于吞噬细胞吞噬。

1.2.2.5 细胞

主要有成纤维细胞、肥大细胞、巨噬细胞、真皮树枝状细胞、Langerhans 细胞和噬色素细胞等,还有少量淋巴细胞和白细胞,其中成纤维细胞和肥大细胞是真皮结缔组织中主要的常驻细胞。

1.2.3 皮下组织

皮下组织(subcutaneous tissue)位于真皮下方,其下与肌膜等组织相连,由疏松结缔组织及脂肪小叶组成,又称皮下脂肪层。皮下组织属于间叶组织,主要组成成分为脂肪细胞、纤维间隔和血管。此外,皮下组织内尚分布有淋巴管、神经、汗腺体以及毛囊(乳头部)。脂肪细胞为圆形或卵圆形,平均致敬约为 94 微米,大者可达 120 微米。报纸内充满脂质、少数线粒体和较多游离核糖体,胞核挤向边缘切变扁平。脂肪细胞聚集,想成大小不以的脂肪小叶,其间以纤维间隔为界(脂肪小叶间隔)。皮下组织内富有血管,由小叶间隔小动脉分支形成毛细血管,伸入脂肪小叶并围绕着每个脂肪细胞。毛细血管基底膜于脂肪细胞膜紧密接触,有助于血液循环和脂质的输送。皮下组织分布于真皮和肌膜,上方于真皮、下方与肌膜密接,光不予体表,形成所谓脂肪层,占体重的 18%。其厚度因体表部位、年龄、性别、内分泌、营养和健康状态等而有明显差异。

脂肪细胞内所含脂质主要为中性脂肪(三酰甘油),有棕榈酸、硬脂酸和油酸等脂肪酸组成。还含有 2% 以下的胆固醇,10% ~30% 的水,批下组织内富有血管,由小叶间隔内小动脉分支形成毛细血管,伸入脂肪小叶并围绕每个脂肪细胞。毛细血管基底膜于脂肪细胞膜紧密接触,有助于血液循环和脂质的输送。

和其他脊椎动物一样,人体尚存在另一种脂肪——棕色脂肪(brownfat),形态和功能均不同于上述脂肪组织。棕色脂肪细胞很小致敬为 2~40 微米,多角形,胞质呈颗粒装,含多数小的脂肪滴。在胚胎期棕色脂肪主要分布于肩胛间区。人体冬眠瘤(hibernoma)细胞颇似棕色脂肪细胞,在啮齿动物和冬眠动物体内,棕色脂肪可能是一种产热组织。有资料报道,长期在寒冷区劳动生活的成年人体内有褐色脂肪组织再生现象。

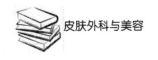

1.2.4 皮肤附属器

皮肤附属器(cutaneous appendages)包括毛发、皮脂腺、汗腺和甲,由外胚层分化而来。

1.2.4.1 毛发(hair)

掌跖、指趾屈面及其末节伸面、唇红、乳头、龟头、包皮内侧、小阴唇、大阴唇内侧、阴蒂等部位皮肤无毛,称为无毛皮肤;其他部位皮肤均有长短不一的毛,称为有毛皮肤。头发、胡须、阴毛及腋毛为长毛;眉毛、鼻毛、睫毛、外耳道毛为短毛;面、颈、躯干及四肢的毛发细软、色淡,为毳毛(vellus hair)。毛发位于皮肤以外的部分称毛干(hair shaft),位于皮肤以内的部分称毛根(hair root),毛根末端膨大部分称毛球(hair bulb),包含在由上皮细胞和结缔组织形成的毛囊(hair follicles)内,毛球下端的凹入部分称毛乳头(hair papilla),包含结缔组织、神经末梢和毛细血管,为毛球提供营养。毛发由同心圆状排列的角化上皮细胞构成,由内向外可分髓质、皮质和毛小皮,毛小皮为一层薄而透明的角化细胞,彼此重叠如屋瓦状。毛囊位于真皮和皮下组织中,由内毛根鞘(inner root sheath)、外毛根鞘(outer root sheath)和结缔组织鞘(dermal root sheath)组成。

毛发的生长周期可分为生长期(anagen,约 3 年)、退行期(catagen,约 3 周)和休止期(telogen,约 3 月),其中 80% 毛发处于生长期。各部位毛发并非同时或按季节生长或脱落,而是在不同时间分散地脱落和再生。正常人每日可脱落约 70 ~ 100 根头发,同时也有等量的头发再生。头发生长速度为每天 0.27 ~ 0.4mm,经 3 ~ 4 年可长至 50 ~ 60cm。毛发的性状与遗传、健康、激素水平、药物和气候等因素有关。

1.2.4.2 皮脂腺(sebaceous glands)

皮脂腺是一种可产生脂质的器官,属泡状腺体,由腺泡和短的导管构成。腺泡无腺腔,外层为扁平或立方形细胞,周围有基底膜带和结缔组织包裹,腺体细胞破裂后脂滴释出并经导管排出。导管由复层鳞状上皮构成,开口于毛囊上部,位于立毛肌和毛囊的夹角之间,立毛肌收缩可促进皮脂排泄。在颊黏膜、唇红部、妇女乳晕、大小阴唇、眼睑、包皮内侧等区域,皮脂腺不与毛囊相连,腺导管直接开口于皮肤表面。头、面及胸背上部等处皮脂腺较多,称为皮脂溢出部位。皮脂腺分布广泛,存在于掌跖和指趾屈侧以外的全身皮肤。皮脂腺也有生长周期,但与毛囊生长周期无关,一般一生只发生两次,主要受雄激素水平控制。

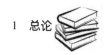

1.2.4.3 汗腺

根据结构与功能不同可分为小汗腺和顶泌汗腺。

(1)小汗腺(eccrine glands)

为单曲管状腺,由分泌部和导管部构成。分泌部位于真皮深部和皮下组织,由单层分泌细胞排列成管状,盘绕如球形;导管部由两层小立方形细胞组成,管径较细,其与腺体相连接的一段很弯曲,其后的一段较直并上行于真皮,最后一段呈螺旋状穿过表皮并开口于汗孔。小汗腺的分泌细胞有明细胞和暗细胞两种,前者主要分泌汗液,后者主要分泌粘蛋白和回收钠离子。除唇红、鼓膜、甲床、乳头、包皮内侧、龟头、小阴唇及阴蒂外,小汗腺遍布全身,总数约160万到400万个,以掌跖、腋、额部较多,背部较少。小汗腺受交感神经系统支配。

(2)顶泌汗腺(apocrine glands)

曾称大汗腺,属大管状腺体,由分泌部和导管组成。分泌部位于皮下脂肪层,腺体为一层扁平、立方或柱状分泌细胞,其外有肌上皮细胞和基底膜带;导管的结构与小汗腺相似,但其直径约为小汗腺的10倍,通常开口于毛囊上部皮脂腺开口的上方,少数直接开口于表皮。顶泌汗腺主要分布在腋窝、乳晕、脐周、肛周、包皮、阴阜和小阴唇,偶见于面部、头皮和躯干,此外外耳道的耵聍腺、眼睑的睫腺以及乳晕的乳轮腺也属于变形的顶泌汗腺。顶泌汗腺的分泌主要受性激素影响,青春期分泌旺盛。

1.2.4.4 甲(nail)

甲是覆盖在指(趾)末端伸面的坚硬角质,由多层紧密的角化细胞构成。甲的外露部分称为甲板(nail plate),呈外凸的长方形,厚度为0.5~0.75mm,近甲根处的新月状淡色区称为甲半月(nail lunula),甲板周围的皮肤称为甲廓(nail wall),伸入近端皮肤中的部分称为甲根(nail root),甲板下的皮肤称为甲床(nail bed),其中位于甲根下者称为甲母质(nail matrix),是甲的生长区,甲下真皮富含血管。指甲生长速度约每3个月1cm,趾甲生长速度约每9个月1cm。疾病、营养状况、环境和生活习惯的改变可影响甲的性状和生长速度。

1.2.5 皮肤的神经、脉管和肌肉

1.2.5.1 神经

皮肤中有丰富的神经分布,可分为感觉神经和运动神经,通过与中枢神经系统之间的联系感受各种刺激、支配靶器官活动及完成各种神经反射。皮肤的神经支配呈节段性,但相邻节段间有部分重叠。神经纤维多分布在真皮和皮下组织中。

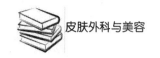

（1）感觉神经

可分为神经小体和游离神经末梢,后者呈细小树枝状分支,主要分布在表皮下和毛囊周围。神经小体分囊状小体和非囊状小体(如 Merkel 细胞－轴突复合体),囊状小体由结缔组织被囊包裹神经末梢构成,包括 Pacinian 小体、Meissner 小体、Ruffini 小体及 Krause 小体等,主要分布在无毛皮肤(如手指)。过去认为这些小体可分别感受压觉、触觉、热觉和冷觉,但目前发现仅有游离神经末梢而无神经小体的部位也能区分这些不同刺激,说明皮肤的感觉神经极为复杂。

（2）运动神经

运动神经来自交感神经节后纤维,其中肾上腺素能神经纤维支配立毛肌、血管、血管球、顶泌汗腺和小汗腺的肌上皮细胞,胆碱能神经纤维支配小汗腺的分泌细胞;面部横纹肌由面神经支配。

1.2.5.2 血管

皮肤血管具有营养皮肤组织和调节体温等作用。皮下组织的小动脉和真皮深部较大的微动脉都具有血管的三层结构,即内膜、中膜和外膜。真皮中有由微动脉和微静脉构成的乳头下血管丛(浅丛)和真皮下血管丛(深丛),这些血管丛大致呈层状分布,与皮肤表面平行,浅丛与深丛之间有垂直走向的血管相连通,形成丰富的吻合支。皮肤的毛细血管大多为连续型,由连续的内皮构成管壁,相邻的内皮细胞间有细胞连接。皮肤血管的这种结构不仅有利于给皮肤提供充足的营养,而且可以有效地进行体温调节。

1.2.5.3 淋巴管

皮肤的淋巴管网与几个主要的血管丛平行,皮肤毛细淋巴管盲端起始于真皮乳头层的毛细淋巴管,渐汇合为管壁较厚的具有瓣膜的淋巴管,形成乳头下浅淋巴网和真皮淋巴网,再通连到皮肤深层和皮下组织的更大淋巴管。毛细淋巴管管壁很薄,仅由一层内皮细胞及稀疏的网状纤维构成,内皮细胞之间通透性较大,且毛细淋巴管内的压力低于毛细血管及周围组织间隙的渗透压,故皮肤中的组织液、游走细胞、细菌、肿瘤细胞等均易通过淋巴管到达淋巴结,最后被吞噬处理或引起免疫反应,此外肿瘤细胞也可通过淋巴管转移到皮肤。

1.2.5.4 肌肉

立毛肌是皮肤内最常见的肌肉类型,由纤细的平滑肌纤维束构成,其一端起自真皮乳头层,另一端插入毛囊中部的结缔组织鞘内,当精神紧张及寒冷时立毛肌收缩引

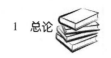

起毛发直立,即所谓的"鸡皮疙瘩"。此外尚有阴囊肌膜、乳晕平滑肌、血管壁平滑肌等,汗腺周围的肌上皮细胞也具有某些平滑肌功能。面部表情肌和颈部的颈阔肌属于横纹肌。

1.3 皮肤的功能

皮肤覆盖体表,是机体内、外环境的分界,也是人体最大的器官。皮肤除具有屏障、吸收、感觉、分泌和排泄、体温调节、物质代谢等功能外,同时还是一个重要的免疫器官,有多种免疫相关细胞分泌多种免疫分子,参与机体的各种免疫反应并发挥免疫监视作用。

1.3.1 皮肤的屏障功能

皮肤的屏障功能具有双向性,一方面保护体内各种器官和组织免受外界有害因素的损伤,另一方面防止体内水分、电解质及营养物质的丢失。

1.3.1.1 物理性损伤的防护

皮肤对机械性损伤(如摩擦、挤压、牵拉以及冲撞等)有较好的防护作用。表皮角质层致密而柔韧,在防护中起重要作用,经常受摩擦和压迫部位(如掌跖)的角质层可增厚,甚至形成胼胝,后者显著增强皮肤对机械性损伤的耐受力。真皮内的胶原纤维、弹力纤维和网状纤维交织成网状,使皮肤具有一定的弹性和伸展性。皮下脂肪层对外力具有缓冲作用,使皮肤具有一定的抗挤压、牵拉及冲撞的能力。

皮肤对电损伤的隔绝作用主要由角质层完成,出汗或其他原因使角质层含水量增多时,皮肤电阻减小,导电性增加,易发生电击伤。皮肤对光线的防护主要通过吸收作用实现,皮肤各层对光线的吸收有选择性,如角质层主要吸收短波紫外线(波长180～280nm),而棘层和基底层主要吸收长波紫外线(波长320～400nm);黑素细胞生成的黑素颗粒有吸收紫外线的作用,因此黑素细胞对防止紫外线损伤具有重要作用,黑素细胞在紫外线照射后可产生更多的黑素颗粒并输送到角质形成细胞中,使皮肤对紫外线的屏障作用显著增强。

1.3.1.2 化学性刺激的防护

皮肤角质层是防护化学性刺激的最主要结构。角质层细胞具有完整的脂质膜、丰富的胞质角蛋白及细胞间的酸性糖胺聚糖,有抗弱酸弱碱作用。正常皮肤表面一般偏

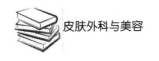

酸性(pH 为 5.5 ~ 7.0),对碱性物质可起到一定的缓冲作用,称之为碱中和作用。另外皮肤对 pH 为 4.2 ~ 6.0 的酸性物质也具有一定的缓冲作用,称之为酸中和作用。

1.3.1.3 微生物的防御作用

皮肤直接与外界环境接触,经常会接触各种病原微生物,因此皮肤对微生物的防御作用显得极为重要。致密的角质层和角质形成细胞间通过桥粒结构相互镶嵌排列,能机械地防止一些微生物的侵入。角质层含水量较少以及皮肤表面弱酸性环境不利于某些微生物生长繁殖。角质层生理性脱落,也可清除一些寄居于体表的微生物。一些正常皮肤表面寄居菌(如痤疮杆菌和马拉色菌等)能产生脂酶,可将皮脂中的甘油三酯分解成游离脂肪酸,后者对葡萄球菌、链球菌和白念珠菌等有一定的抑制作用。

1.3.1.4 防止营养物质的丢失

正常皮肤的角质层具有半透膜性质,体内的营养物质、电解质不会透过角质层丢失;同时角质层及其表面的皮脂膜也可使通过皮肤丢失的水分大大减少。正常情况下,成人经皮肤丢失的水分每天约为 240 ~ 480ml(不显性出汗),但如果角质层全部丧失,每天通过皮肤丢失的水分将增加 10 倍以上;如将表皮全部去除,则体内的营养物质、电解质和水分会大量丢失,对健康造成极大的危害。

1.3.2 皮肤的吸收功能

皮肤具有吸收外界物质的能力,经皮吸收也是皮肤局部药物治疗的理论基础。皮肤主要通过三种途径进行吸收:①角质层(主要途径);②毛囊、皮脂腺;③汗管。皮肤的吸收功能可受很多因素的影响:

(1)皮肤的结构和部位

皮肤的吸收能力与角质层的厚薄、完整性及其通透性有关,不同部位皮肤的角质层厚薄不同,因而吸收能力存在差异,一般而言,阴囊 > 前额 > 大腿屈侧 > 上臂屈侧 > 前臂 > 掌跖。皮肤损伤导致的角质层破坏可使损伤部位皮肤的吸收功能大大增强,因此皮肤损伤面积较大时,局部药物治疗时应注意药物过量吸收所引起的不良反应。

(2)角质层的水合程度

皮肤角质层的水合程度越高,皮肤的吸收能力就越强。局部用药后用塑料薄膜封包后,吸收系数会增高 100 倍,就是由于封包阻止了局部汗液和水分的蒸发,角质层水合程度提高的结果,临床上常用此法提高局部用药的疗效,但也应注意药物过量吸收。

(3)被吸收物质的理化性质

完整皮肤只能吸收少量水分和微量气体,水溶性物质不易被吸收,而脂溶性物质吸收良好(如脂溶性维生素和脂溶性激素),油脂类物质也吸收良好,主要吸收途径为毛囊和皮脂腺,吸收强弱顺序为羊毛脂＞凡士林＞植物油＞液状石蜡。皮肤不仅吸收少量阴离子,还可吸收一些阳离子。此外皮肤尚能吸收多种重金属(如汞、铅、砷、铜等)及其盐类。

物质的分子量与皮肤的吸收率之间无明显关系,如分子量小的氨气极易透皮吸收,而某些分子量大的物质(如汞、葡聚糖分子等)也可透过皮肤吸收。物质浓度与皮肤吸收率成正比,但某些物质(如苯酚)高浓度时可引起角蛋白凝固,反而使皮肤通透性降低,导致吸收不良。剂型对物质吸收亦有明显影响,如粉剂和水溶液中的药物很难吸收,霜剂可被少量吸收,软膏和硬膏可促进吸收,加入有机溶媒可显著提高脂溶性和水溶性药物的吸收。

(4)外界环境因素

环境温度升高可使皮肤血管扩张、血流速度增加,加快已透入组织内的物质弥散,从而使皮肤吸收能力提高。环境湿度也可影响皮肤对水分的吸收,当环境湿度增大时,角质层水合程度增加,使皮肤对水分的吸收增强,反之则减弱。

1.3.3 皮肤的感觉功能

皮肤的感觉可以分为两类:一类是单一感觉,皮肤内感觉神经末梢和特殊感受器感受体内外单一性刺激,转换成一定的动作电位并沿相应的神经纤维传入中枢,产生不同性质的感觉,如触觉、痛觉、压觉、冷觉和温觉;另一类是复合感觉,皮肤中不同类型的感觉神经末梢或感受器共同感受的刺激传入中枢后,由大脑综合分析形成的感觉,如湿、糙、硬、软、光滑等;此外皮肤还有形体觉、两点辨别觉和定位觉等。

痒觉又称瘙痒,是一种引起搔抓欲望的不愉快的感觉,属于皮肤黏膜的一种特有感觉,其产生机制尚不清楚,组织学至今未发现特殊的痒觉感受器。一般认为痒觉与痛觉关系密切,很可能是由同一神经传导;中枢神经系统的功能状态对痒觉也有一定的影响,如精神安定或转移注意力可使痒觉减轻,而焦虑、烦躁或过度关注时痒觉可加剧。

1.3.4 皮肤的分泌和排泄功能

皮肤的分泌和排泄功能主要通过皮脂腺和汗腺完成。

1.3.4.1 小汗腺的分泌和排泄

小汗腺几乎遍布全身,总数160万～400万个,分布与部位有关,掌跖最多而背部最少。小汗腺周围有丰富的节后无髓鞘交感神经纤维,神经介质主要是乙酰胆碱,小

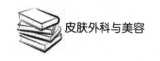

汗腺腺体的透明细胞在其作用下分泌类似血浆的超滤液,后者经过导管对 Na$^+$重吸收形成低渗性汗液并排出体外。小汗腺的分泌受到体内外温度、精神因素和饮食的影响。外界温度高于31℃时全身皮肤均可见出汗,称为显性出汗;温度低于31℃时无出汗的感觉,但显微镜下可见皮肤表面出现汗珠,称为不显性出汗;精神紧张、情绪激动等大脑皮质兴奋时,可引起掌跖、前额等部位出汗,称为精神性出汗;口腔黏膜、舌背等处分布有丰富的神经末梢和味觉感受器,进食(尤其是辛辣、热烫食物)可使口周、鼻、面、颈、背等处出汗,称为味觉性出汗。正常情况下小汗腺分泌的汗液无色透明,呈酸性(pH 4.5～5.5),大量出汗时汗液碱性增强(pH 7.0 左右)。汗液中水分占99%,固体成分仅占1.0%,后者包括无机离子、乳酸、尿素等。小汗腺的分泌对维持体内电解质平衡非常重要;另外出汗时可带走大量的热量,对于人体适应高温环境极为重要。

1.3.4.2 顶泌汗腺的分泌和排泄

顶泌汗腺的分泌在青春期后增强,并受情绪影响,感情冲动时其分泌和排泄增加。局部或系统应用肾上腺素能类药物也可使顶泌汗腺的分泌和排泄增加,其机制目前尚不清楚。新分泌的顶泌汗腺液是一种黏稠的奶样无味液体,细菌酵解可使之产生臭味;有些人的顶泌汗腺可分泌一些有色物质,呈黄、绿、红或黑色,使局部皮肤或衣服染色,称为色汗症。

1.3.4.3 皮脂腺的分泌和排泄

皮脂腺是全浆分泌,即整个皮脂腺细胞破裂,胞内物全部排入管腔,进而分布于皮肤表面,形成皮脂膜。皮脂是多种脂类的混合物,其中主要含有角鲨烯、蜡脂、甘油三酯及胆固醇脂等。皮脂腺的分泌受各种激素(如雄激素、孕激素、雌激素、肾上腺皮质激素、垂体激素等)的调节,其中雄激素可加快皮脂腺细胞的分裂,使其体积增大,皮脂合成增加;雌激素可抑制内源性雄激素产生或直接作用于皮脂腺,减少皮脂分泌。禁食可使皮脂分泌减少及皮脂成分改变,其中蜡脂和甘油三酯显著减少。此外表皮损伤也可使损伤处的皮脂腺停止分泌。

1.3.5 皮肤的体温调节功能

皮肤对体温保持恒定具有重要的调节作用,一方面它作为外周感受器,向体温调节中枢提供外界环境温度的信息,另一方面又可作为效应器,通过物理性体温调节的方式保持体温恒定。皮肤中的温度感受器分为热感受器和冷感受器,呈点状分布于全身,当环境温度发生变化时,这些温度感受器就向下丘脑发送信息,引起血管扩张或收缩,出现寒战或出汗等反应。

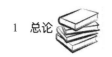

正常成人皮肤体表面积可达 $1.5m^2$，为吸收环境热量及散热创造了有利条件。皮肤动脉和静脉之间吻合支丰富，其活动受交感神经支配，这种血管结构有利于机体对热量的支配，冷应激时交感神经兴奋，血管收缩，动静脉吻合关闭，皮肤血流量减少，皮肤散热减少；热应激时动静脉吻合开启，皮肤血流量增加，皮肤散热增加。四肢大动脉也可通过调节浅静脉和深静脉的回流量进行体温调节，体温升高时，血液主要通过浅静脉回流使散热量增加；体温降低时，主要通过深静脉回流以减少散热。

体表散热主要通过热辐射、空气对流、热传导和汗液蒸发，其中汗液蒸发是环境温度过高时主要的散热方式，每蒸发 1g 水可带走 2.43kJ 的热量，热应激情况下汗液分泌速度可达 3 ~ 4L/h，散热率为基础条件下的 10 倍。

1.3.6 皮肤的代谢功能

1.3.6.1 糖代谢

皮肤中的糖类物质主要为糖原、葡萄糖和粘多糖等。葡萄糖浓度约为血糖的 2/3，表皮中的含量高于真皮和皮下组织，有氧条件下，表皮中 50% ~ 75% 的葡萄糖通过糖酵解途径分解提供能量，而缺氧时则有 70% ~ 80% 通过无氧酵解途径分解提供能量；患糖尿病时，皮肤葡萄糖含量增高，容易发生真菌和细菌感染。人体皮肤糖原含量在胎儿期最高，至成人期时含量明显降低；糖原的合成主要由表皮细胞的滑面内质网完成；糖原的降解是一个复杂的过程，主要受环磷腺苷系统的控制，凡能使细胞内 cAMP 水平增加的因素均能促使糖原分解。真皮中的粘多糖含量丰富，主要包括透明质酸、硫酸软骨素等，多与蛋白质形成蛋白多糖（或称粘蛋白），后者与胶原纤维结合形成网状结构，对真皮及皮下组织起支持、固定作用；粘多糖的合成及降解主要通过酶促反应完成，但某些非酶类物质（如氢醌、核黄素、抗坏血酸等）也可降解透明质酸；此外内分泌因素亦可影响粘多糖的代谢，如甲状腺功能亢进可使局部皮肤的透明质酸和硫酸软骨素含量增加，形成胫前黏液性水肿。

1.3.6.2 蛋白质代谢

皮肤蛋白质包括纤维性和非纤维性蛋白质，前者包括角蛋白、胶原蛋白和弹性蛋白（elastin）等，后者包括细胞内的核蛋白以及调节细胞代谢的各种酶类。角蛋白是中间丝家族成员，是角质形成细胞和毛发上皮细胞的代谢产物及主要成分，至少有 30 种（包括 20 种上皮角蛋白和 10 种毛发角蛋白）；胶原蛋白有 I、III、IV、VII 型，胶原纤维主要成分为 I 型和 III 型，网状纤维主要为 III 型，基底膜带主要为 IV 和 VII 型；弹性蛋白是真皮内弹力纤维的主要成分。

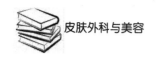

1.3.6.3 脂类代谢

皮肤中的脂类包括脂肪和类脂质,人体皮肤的脂类总量(包括皮脂腺、皮脂及表皮脂质)大约占皮肤总重量的 3.5% ~6%,最低为 0.3%,最高可达 10%。脂肪的主要功能是储存能量和氧化供能,类脂质是细胞膜结构的主要成分和某些生物活性物质合成的原料。表皮细胞在分化的各阶段,其类脂质的组成有显著差异,如由基底层到角质层,胆固醇、脂肪酸、神经酰胺含量逐渐增多,而磷脂则逐渐减少。表皮中最丰富的必需脂肪酸为亚油酸和花生四烯酸,后者在日光作用下可合成维生素 D,有利于预防佝偻病。血液脂类代谢异常也可影响皮肤脂类代谢,如高脂血症可使脂质在真皮局限性沉积,形成皮肤黄瘤。真皮和皮下组织中含有丰富的脂肪,可通过 β - 氧化途经提供能量。脂肪合成主要在表皮细胞中进行。

1.3.6.4 水和电解质代谢

皮肤是人体重要的贮水库,儿童皮肤含水量高于成人,成人中女性略高于男性。皮肤中的水分主要分布于真皮内,后者不仅为皮肤的各种生理功能提供了重要的内环境,并且对整个机体的水分调节起到一定的作用,当机体脱水时,皮肤可提供其水分的 5% ~7% 以维持循环血容量的稳定。

皮肤中含有各种电解质,主要贮存于皮下组织中,其中 Na^+、Cl^- 在细胞间液中含量较高,K^+、Ca^{++}、Mg^{++} 主要分布于细胞内,它们对维持细胞间的晶体渗透压和细胞内外的酸碱平衡起着重要的作用;K^+ 还可激活某些酶,Ca^{++} 可维持细胞膜的通透性和细胞间的黏着,Zn^{++} 缺乏可引起肠病性肢端皮炎等疾病。

1.3.7 皮肤的免疫功能

皮肤既是免疫反应的效应器官,又具有主动参与启动和调节皮肤相关免疫反应的作用。1986 年 Bos 提出了"皮肤免疫系统"(skin immune system)的概念,1993 年 Nickoloff 提出了"真皮免疫系统"的概念,进一步补充了 Bos 的观点。皮肤免疫系统包括免疫细胞和免疫分子两部分。

1.3.7.1 皮肤免疫系统的细胞成分(见表 1 - 1)

表 1 - 1 皮肤主要免疫细胞的分布与功能

细胞种类	分布部位	主要功能
角质形成细胞	表皮	合成分泌细胞因子、参与抗原呈递
Langerhans 细胞	表皮	抗原呈递、合成分泌细胞因子、免疫监视等

续表

细胞种类	分布部位	主要功能
淋巴细胞	真皮	介导免疫应答
内皮细胞	真皮血管	分泌细胞因子、参与炎症反应、组织修复等
肥大细胞	真皮乳头血管周围	Ⅰ型变态反应
巨噬细胞	真皮浅层	创伤修复、防止微生物入侵
成纤维细胞	真皮	参与维持皮肤免疫系统的自稳
真皮树枝状细胞	真皮	不详,可能是表皮 Langerhans 细胞的前身

角质形成细胞是表皮内数量最多的细胞,本身即具有合成和分泌白介素、干扰素等细胞因子的作用,同时还可通过表达 MHC – Ⅱ类抗原、吞噬并粗加工抗原物质等方式参与外来抗原的呈递。

皮肤内的淋巴细胞(lympHocyte)主要为 CD4$^+$T 细胞和 CD8$^+$T 细胞,二者之比约为 0.98;其中表皮内淋巴细胞占皮肤淋巴细胞总数的 2%,以 CD8$^+$T 淋巴细胞为主。T 淋巴细胞具有亲表皮特性,且能够在血液循环和皮肤之间进行再循环,传递各种信息,介导免疫反应。

Langerhans 细胞是表皮中重要的抗原递呈细胞,此外还可调控 T 淋巴细胞的增殖和迁移并参与免疫调节、免疫监视、免疫耐受、皮肤移植物排斥反应和接触性变态反应等。

1.3.7.2 皮肤免疫系统的分子成分

(1)细胞因子

表皮内多种细胞均可在适宜刺激下(如抗原、紫外线、细菌产物以及物理创伤等)合成和分泌细胞因子,后者不仅在细胞分化、增殖、活化等方面有重要作用,而且还参与免疫自稳机制和病理生理过程。细胞因子不仅可在局部发挥作用,而且可通过激素样方式作用于全身。

(2)黏附分子(adhesion molecules)

是介导细胞与细胞间或细胞与基质间相互接触或结合的一类分子,而这种接触或结合是完成许多生物学过程的先决条件。黏附分子大多为糖蛋白,少数为糖脂,按其结构特点可分为四类:整合素家族(integrin family)、免疫球蛋白超家族(immunoglobulin superfamily)、选择素家族(selectin family)和钙黏素家族(cadherin family)。在某些病理状态下,黏附分子表达增加,可使血清中可溶性黏附分子(如可溶性 E – 选择素、P – 选择素、VCAM – 1 和 ICAM – 1 等)水平显著升高,可作为监测某些疾病的指标。

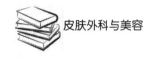

（3）其他分子

皮肤表面存在分泌型 IgA,后者在皮肤局部免疫中通过阻碍黏附、溶解、调理吞噬、中和等方式参与抗感染和抗过敏;补体可通过溶解细胞、免疫吸附、杀菌和过敏毒素及促进介质释放等参与特异性和非特异性免疫反应;皮肤神经末梢受外界刺激后可释放感觉神经肽如降钙素基因相关肽(CGRP)、P 物质(SP)、神经激酶 A 等,对中性粒细胞、巨噬细胞等具有趋化作用,导致损伤局部产生风团和红斑反应。

总之,皮肤是人体免疫系统的重要组成部分,皮肤免疫反应的启动阶段(致敏期)及效应阶段(激发期)均需要多种细胞和细胞因子的参与。皮肤的各种免疫分子和免疫细胞共同形成一个复杂的网络系统,并与体内其他免疫系统相互作用,共同维持着皮肤微环境和机体内环境的稳定。

1.4　皮肤组织病理

在各种致病因素的影响下,皮肤组织可发生不同的病理改变。观察皮肤内表皮、真皮、皮下组织不同的病理变化,有助于各类皮肤病的诊断或鉴别诊断,尤其对于某些不易确诊的皮肤病,常可做出明确判断。

1.4.1　皮肤活体组织检查的基本要求

1.4.1.1　适应证

皮肤组织病理检查是临床常用的诊断手段,其适应证包括:

皮肤肿瘤、癌前期病变、病毒性皮肤病、角化性皮肤病、某些红斑性皮肤病等有高度诊断价值者。

大疱性皮肤病、肉芽肿性皮肤病、代谢性皮肤病、结缔组织病等有诊断价值者。

某些深部真菌病等可找到病原体的皮肤病。

1.4.1.2　皮损的选择

一般应选取未经治疗的成熟皮损。大疱性皮肤病及感染性皮肤病应选择新鲜皮损,环状损害应选择活动边缘部分,结节性损害切取标本时应达到足够深度。取材时应包括一小部分正常组织,以便与病变组织对照。应尽量避免切取腹股沟、腋窝、关节和面部等部位皮肤。

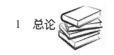

1.4.1.3 取材方法

手术切取法适用于各种要求及大小的皮肤标本,最为常用,应注意切缘锐利整齐,切口方向尽量与皮纹一致,足够深、足够大,尽量夹持切下组织的两端,以避免夹坏组织影响观察。环钻法只适用于较小损害,或病变限于浅表处,或手术切取有困难者。削切法很少采用,可用于脂溢性角化病等浅表皮损。

1.4.1.4 标本处理

切下的标本应立即放入95%乙醇或10%甲醛液液中固定,如需做免疫病理,应立即将组织4℃保存。固定后标本应按照规定流程进行脱水、包埋、切片、染色,染色一般常用HE法,特殊染色有PAS染色法、吉姆萨染色法等。

1.4.2 表皮组织基本病理变化

(1)角化过度(hpperkeratosis)

指角质层过度增厚,其细胞形态正常,常伴有颗粒层及棘层增厚,如扁平苔藓。亦有无颗粒层和棘层增厚,如寻常型鱼鳞病。

(2)角质栓(keratinous plugging)

指在扩大的毛囊或汗管开口处角质显著增多,形成角栓,见于盘状红斑狼疮、毛囊角化病、毛发红糠疹。

(3)角化不全(parakeratosis)

指角化过程不完全,角质层内有残留的细胞核,胞浆较为嗜碱性,其下的颗粒层常变薄或消失。常见于银屑病、湿疹等。

(4)角化不良(dpskeratosis)

指在棘细胞层及颗粒层中部分细胞提前异常变化,表现为胞核浓缩深染变小,胞浆红染,棘突消失。可分为良性和恶性两型:①良性角化不良:也称固体及谷粒细胞,如家族性良性慢性天疱疮及毛囊角化病。②恶性角化不良:如鳞状细胞癌及Bowen病。

(5)颗粒层增厚(hppergranulosis)

指颗粒层的厚度增加,胞浆内透明角质颗粒粗大色深,见于扁平苔藓、寻常疣、慢性单纯性苔藓、红斑狼疮、慢性湿疹。

(6)棘层肥厚(acanthosis)

指表皮棘细胞层增厚,常伴表皮突的延长增宽,常见于慢性湿疹、银屑病。若由细胞体积增大,而棘层细胞数目不增多,常见于尖锐湿疣。

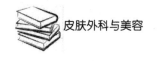

（7）疣状增生（verrucous hpperplasia）

指表皮角化过度，伴颗粒层、棘层增厚及乳头瘤样增生。常见于疣状痣及疣状皮肤结核、寻常疣。

（8）乳头瘤样增生（papillomatous hpperplasia）

指真皮乳头不规则向上增生伴有表皮轻度增厚，使皮肤表面呈不规则波浪状起伏，可见于黑棘皮病、寻常疣及脂溢性角化病。

（9）表皮萎缩（epidermal atropHp）

指棘层细胞减少，表皮变薄，表皮突不明显，甚至消失，表皮呈扁平带状，如红斑狼疮、老年皮肤等。

（10）表皮水肿（epidermal edema）

分为表皮细胞内水肿及细胞间水肿，两者往往不同程度的共同存在。①细胞内水肿（intraclular edema）指棘层细胞内发生水肿，细胞体积增大，胞浆变淡或出现空泡，胞核被推向一侧，如鹰眼状。严重时呈网状变性，如湿疹、皮炎类疾病，②细胞间水肿（inteclular edema）是细胞间桥断裂形成表皮内水肿。细胞间隙扩大，似海绵状，故又名海绵形成（spongiosisJ，如接触性皮炎及湿疹等。

（11）基底细胞液化变性（liquefaction degeneration of basal ctel）

指基底细胞空泡形成，肿胀和破碎，致使基底层细胞的栅状排列紊乱，基底层残缺不全，液化严重时，基底细胞可完全消失，表皮与真皮的界面模糊。常见于扁平苔藓、红斑狼疮、萎缩性硬化性苔藓、色素失禁症等。

（12）表皮内微脓肿（microabscess of epidermis）

指表皮或表皮附属器内有中性粒细胞或淋巴细胞聚集的小团块。

①Munr 0 微脓肿内含有中性粒细胞，常见于寻常型银屑病、脂溢性皮炎。

②Kogoi 海绵状脓肿在颗粒层或棘层上部海绵形成的基础上有中性粒细胞聚集，形成脓肿，常见于脓疱型银屑病。

③Pautrier 微脓肿，位于棘层，由数个淋巴样细胞聚集，周围有透明晕，主要见于草样肉芽肿。

（13）棘层松解（acantholpsis）

指表皮细胞间失去粘连而呈松解状态，出现表皮内裂隙或水疱。单个或聚集成簇游离于大疱中的棘细胞，称为棘层松解细胞。取水疱底物作涂片，吉姆萨染色，找到此细胞者称为 Tzanck 试验阳性，对诊断寻常陛天疱疮有意义。棘层松解见于寻常性天疱疮，家族性良性慢性天疱疮。

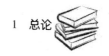

（14）色素增多（hpperpigmentation）

指表皮基底层及真皮上部黑素颗粒增多，见于固定性药疹、黄褐斑等。

（15）色素减少（pppopigmentation）

指表皮基底层黑素颗粒减少或消失，见于白癜风及炎症后色素减少。

（16）色素失禁（incontinence of pigment）

指基底层黑素细胞受损后，黑素颗粒脱落到真皮内，被真皮浅层的巨噬细胞吞噬。见于色素失禁症、扁平苔藓及红斑狼疮、固定性药疹、黑变病等。

（17）间变（anaplasia）

是指表皮细胞发生恶性肿瘤的一种异型表现，为表皮细胞核肿大、深染、形态不规则、核仁明显，但常伴有核分裂象。

1.4.3 真皮组织基本病理变化

（1）肉芽（gtanuloms）

指炎症局部形成以巨噬细胞增生为主的境界清楚的结节状病灶。除含有淋巴细胞、单核细胞、巨噬细胞外，还有上皮样细胞或多核巨细胞，或两者均有。如麻风、结核、梅毒和各种深部真菌病等。

（2）纤维蛋白样变性（fibrinoid degeneration）

是结缔组织的一种变性，指纤维蛋白样物质沉积于胶原纤维或其间原来的组织结构消失，呈边界不清的颗粒状或小块状的无结构物质，嗜酸性，PAS 染色阳 J 性，颇似纤维蛋白。常见于变应性血管炎。

（3）弹性纤维变性（degeneration of astic fiber）

指弹性纤维断裂、破碎、聚集成团或粗细不匀，呈卷曲状。需要弹性纤维染色证实，见于弹性纤维假黄瘤。

（4）黏液变性（mutinous degeneration）

指胶原纤维基质中黏多糖增多，胶原纤维束间的黏液物质沉积而使间隙变宽。在 HE 染色时呈浅蓝色，如胫前黏液水肿。

（5）真皮萎缩（atropHp of dermis）

指真皮厚度变薄，纤维与细胞成分均减少，常伴附属器萎缩或消失。真皮萎缩与表皮萎缩并存，可见于斑状萎缩、硬皮病的晚期等。

（6）淀粉样变（amploid degeneration）

指血管壁或组织中出现一种无结构的透明蛋白物质，遇碘呈红棕色，再加 10% 硫

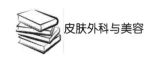

酸溶液呈蓝色,类似淀粉样,故此名。在 HL 染色切片中呈均匀一致的淡红色,用结晶紫特染呈紫红色。常见于皮肤淀粉样变。

1.4.4 皮下组织常见病理变化

(1)脂膜炎(panniculitis)和脂肪肉芽肿

脂膜炎是脂肪组织的炎症病变。早期表现为脂肪组织变性、坏死和炎症细胞浸润。炎症细胞有中性粒细胞、淋巴细胞、组织细胞等,并伴有不同程度的血管炎改变。后期表现为组织细胞吞噬脂肪后出现泡沫细胞、异物巨细胞、成纤维细胞及血管增生形成的脂肪肉芽肿,如狼疮性脂膜炎。

(2)增生性萎缩(proliferation atropHp)

特点是变性坏死的脂肪细胞被浸润细胞及增生的结缔组织代替,故皮下组织的体积未见减少,有时还可增大,常见于结节性红斑。

1.5 人体皮肤的美学

皮肤是人体最大的感觉器官和最引人注目的审美器官,也是人体审美的第一观照对象,因此人体皮肤是容貌审美最靓丽的风景线。容貌是人具有吸引力的最直观的因素,而美貌更具有一种影响力。爱美既是人的一种天性,又是一种社会行为。容貌审美具有很强的社会性,人类社会将美貌视为一种价值,一个人的审美价值从一定意义上来讲可以决定一个人的社会价值。正是皮肤美容的这种生理心理学特性和社会心理学特性,唤起了人们对皮肤审美意识的觉醒。而皮肤美容行为利益的根源是主体自尊、自信和自我生存与发展,是社会角色的满足。这也是学科存在与发展的前提和需要。皮肤美容在当代顺理成章地成为了一种时尚、一种专业。研究人体皮肤的美学有着重要的生理心理学及社会心理学意义。

1.5.1 人体皮肤的美学意义

1.5.1.1 体现健美状态

人体美的前提是健康。健美的皮肤是人体在结构形式、生理功能、心理过程和社会适应能力等方面都处于健康状态的标志。可以说,健康是人体皮肤健美的根本所在,只有健康,人体皮肤才会容光焕发、红润柔嫩、光滑细腻、富有弹性而充满生命活力,这正是人体皮肤自然美的最高表现形式。当皮肤这种自然的属性发生了变化,它

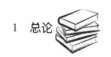

就会出现各种类型的皮肤损害,例如形态各异、颜色不同的色素斑疹,大小、稀疏不一的丘疹、脓疱、结节、囊肿与瘢痕等,这些病理表征传递着人体病理信息,影响人体皮肤的审美。

1.5.1.2 释放美感信息

皮肤的美感信息,可以通过肤色、光泽、质感、动感、体味和表情来释放。皮肤美感信息的释放,一般依其性别、年龄、职业、民族和情感而各异。在性别方面,女性的皮肤较男性的皮肤更为细腻、光泽、柔嫩和圆润,蕴涵着女性的温柔与亲切、善良与娴雅,它体现的是一种阴柔之美的生命美感信息;而男性的皮肤则粗犷坚实、血管充盈、起伏强烈,充满着无限强悍的生命内张力,使人感到一股无穷的威慑力,这正是男性阳刚之美的生命美感信息的释放。在年龄方面,少女的皮肤柔嫩润滑而富有弹性,表现出一种青春的、自然美的生命美感信息;但中老年那深邃的皱纹和丝丝闪亮的银发,并不是一个消极的过程,而是在新的层次上的展开与回归,它是丰富的人生阅历随着成熟通过"内化"而成为、更令人倾倒的一种精神素质和风度,是人格魅力的升华,是文化素养的结晶和外化,因此,中老年展示的是丰富的内涵美与成熟美的生命美感信息。

1.5.1.3 反映心理情感

情感是人的一种心理活动,是人对客观世界的特殊反映方式。也就是说,是人对客观事物是否符合审美需要而产生的态度和体验。情感是以需要为主体的,因此,情感具有很高的主观色彩和很强的个性特点。不同的人蕴藏和创造着不同的情感,对不同的事物也表现出不同的情感和不同的情感状态。情感是大脑皮质与皮质下隋感中枢协同作用的结果。在客观事物的刺激下,大脑皮质在进行整合分析后,同时向丘脑、下丘脑以及边缘系统(情感中枢)发出信息,通过交感神经活动而引起功能的变化,这种体内变化又通过传入神经反馈到中枢并产生特殊的情感。情感的构成,有积极与消极两类情感。在美好情感的刺激下,人体皮肤会因微循环被激活而显得容光焕发,富有弹性,充满生命活力,给人一种美好人生的特殊生命美感信息。然而,人不可能总沉没在美好情感中,往往也会表现出寂寞与无奈、忧伤与悲哀、激昂与愤怒。这些心理情感就是通过肌纤维的收缩、皮纹的牵拉、肤色的改变而表现出来的。

1.5.2 人体皮肤的心理学意义

1.5.2.1 人体皮肤的生理心理学意义

人体皮肤,特别是人体面部的皮肤,是人体审美客观存在的首要前提,是人的心理活动和情感变化的集中反映,是美感效应的起点。健美的皮肤其生理心理学基础是审

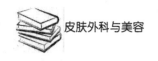
美客体光泽、柔嫩、细腻而富有弹性的皮肤所传递的生命美感信息,能刺激审美主体的"隋感中枢"兴奋,从而激发大脑皮质产生兴奋的愉悦并调动机体功能处于最佳状态,使人的情感达到高潮、使人的心理得到满足。在这种美好心理情感的作用下,更能激励人们去追求美、热爱美、发现美和创造美。

1.5.2.2 人体皮肤的社会心理学意义

从人类社会的发展可以看出,人类已从自然的人上升到社会的人,并升华为审美的人。从人类社会的发展也可以知道,社会的发展是人类对自身美追求的结晶,人类社会需要美,是美推动了社会历史的前进。不同的社会有着不同的社会实践和不同的社会文化,并形成不同的审美心理和审美行为。但是,人体皮肤审美的价值取向却永远与社会发展的价值取向一致。因此,人体皮肤的社会心理学意义是作为审美对象的"人体皮肤",具有传递高度的文明与自然的作用,表达美好的心理情感和生命状态的作用;是人的生理价值、医学价值、社会价值、审美价值、历史价值的高标准、高质量的体现。

1.5.3 人体皮肤的美学特点

1.5.3.1 健美的皮肤是美的形式与内容的高度统一

人体皮肤的健美是形式美组合规律的最佳体现。例如,对称、均衡、和谐、色调、状态等均反映在健美的皮肤上。而机体的内在结构和生理功能状态也能反映到皮肤的状态上来。例如,二尖瓣面容就是风湿性心脏病的特征,它反映了风湿性心脏病患者二尖瓣膜被损害,继而发生的二尖瓣膜狭窄或关闭不全,甚至导致心功能不全,使颧部表现出毛细血管扩张而呈紫红色的特殊病容。

1.5.3.2 健美的皮肤是人的气质美与形式美的和谐统一

健美的皮肤是人体形式美的一种外在表现形式,人体的形式美与气质美密切相关。气质是具有遗传、社会、环境等因素的综合体,可通过一个人的深刻社会认知能力、渊博的知识储存、广泛的兴趣爱好、感人的个性特征及亲和的人际吸引力等行为方式反映出来。一个人的气质美总是通过一定的外化形式加以表现。例如,宽阔的额头闪耀着智慧的灵光;内在精神的涵养体现在炯炯有神的双眼;口唇的变化可生动地表现出温柔的性格、端庄的神情、雍容的沉静、内心的赞叹和悲喜的情态。

1.5.3.3 健美的皮肤具有共性和差异性

人体皮肤的健美具有肤色红润、光泽细腻而富有弹性等共性特征。但不同的民

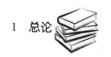

族、阶级,不同的历史时期,会有不同的皮肤美学观。例如,在西方,浅肤色的女性被视为有教养、懂规矩、温柔善良等女性特征;而深肤色的女性给人的印象是泼辣大方、性格外向、热情如火的感觉;在中国,浅色皮肤表明生活条件优越、工作环境良好,是地位、身份的象征;而深色皮肤则意味着常年风吹日晒的结果,在传统意义上往往是体力劳动者的象征。在当代,随着女性地位的提高及审美观念的变化,女性也以黝黑皮肤为美而成为一种时尚。

1.5.4 人体皮肤的美学要素

1.5.4.1 肤色

皮肤的色泽是视觉审美的重要特征。皮肤色泽的变化,可以引起视觉审美心理的强烈反映。皮肤的色泽往往随着民族、性别、年龄、职业等的差异而不同。例如,黄种人的肤色在正常情况下,微红稍黄是最健美的肤色。若皮肤黄染则是重症肝炎或胆管阻塞的表现;若皮肤出现色素沉着,特别发生在颧部、颞颧部呈点状或点片状、对称分布的褐色斑疹,应警惕卵巢功能的改变及肿瘤的存在;颞颧部若出现网状或点片状、对称分布的褐色斑疹可能是乳腺疾病及肿瘤征象;若面部出现蓝灰色或铅灰色,可能与长期使用含重金属等化妆品有关;若鼻翼两侧或面颊部出现对称蝶翼状褐色斑疹则应是黄褐斑的典型表现。

1.5.4.2 光泽

皮肤的光泽是具有生命活力的体现,而没有生命活力从根本上来讲就不存在人体美。因为皮肤的内部结构与功能都处在最佳状态时,皮肤就会在阳光下闪耀、在欢乐里发光,不仅仅是生命力的外现,也反映了埋藏在深层的组织器官的结构与功能状态。当皮肤容光焕发时会给人一种精神饱满而自信的感觉;同时也向人们传递着光泽的皮肤下那机体的柔嫩与生命活力的质感;若皮肤晦暗无泽,或是受情绪、精神、心理等因素的影响;或是肝肾功能的低下;或是皮肤慢性中毒的表现;或是化妆品的滥用。

1.5.4.3 滋润

滋润是皮肤代谢功能良好的标志。它所展示出的柔嫩、光滑和富有弹性等特征,是性激素代谢状况良好的反映。正常水平的性激素可以维持一个人的性别特征处在最佳的状态。性激素的代谢除与年龄、遗传、健康状况有关外,更为令人关注的是心理状态是否良好、情绪是否稳定、性生活是否美满,良好的情绪和心理状态以及美满和谐的性生活是促进腺垂体分泌性激素的重要因素。当性激素与皮肤及其附属器内的特异受体相结合时,可促进皮肤细胞生成透明质酸,从而使皮肤保持滋润并促进皮肤对

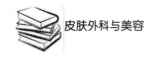

营养物质及微量元素的吸收。因此,皮肤的滋润与否,是皮肤和腺垂体代谢功能的反映与心境状态真实的描写,也是婚爱生活情深意绵的美好写照。

1.5.4.4 细腻

细腻的皮肤无论是从视觉还是从触觉的角度来讲,都给人以无限的美感。细腻的皮肤,传递着青春、传递着美丽、传递着生命美感的信息。因此,细腻的皮肤是皮肤美学特点的重要表征之一。

1.5.4.5 弹性

具有弹性的皮肤,坚韧、富有张力。良好的弹性表明皮肤的含水量适中、血液循环良好、新陈代谢旺盛,展示的是具有诱人魅力的质感与动感。质感是通过触觉、视觉去感受到的皮肤的软硬度,是一个具有高层次美的意识,是人体形态美的神韵。动感,包括皮肤的运动与动势。动感是运动的升华,它体现了人体皮肤自然的力学平衡达到了一定的完美境态。动感也是人体各种力的一种合力。动势,是一种视觉感受,通过皮肤的动势信号可以为人体增添无尽的美感信息。当皮肤的结构发生了改变,例如长期使用某些化妆品和类固醇皮质激素而引起的皮肤萎缩,使得皮肤变薄、毛囊、皮脂腺和汗腺的萎缩或减少,或因炎症浸润、组织增生等病理改变而使皮肤的弹性降低,都会影响人体皮肤的审美。

1.5.4.6 体味

体味是指人体反映出来的种种气息。体味主要是由皮肤的分泌物所产生,也可由呼吸道、消化道、尿道、阴道等的分泌物或排泄物所产生。人的体味是这些气息的总合。体味往往因人而异,不同的体味传递着不同的人体信息。根据其特点,将其分为生理性、病理性、情感性三类。人体的生理性体味则是人体健康的信息反映,例如,女性在月经期、妊娠期时顶泌汗腺分泌活跃,分泌物的气味也最浓。人体的病理性气味则是人体疾病状态的信息反映,例如,糖尿病酮症患者往往释放一种"烂苹果"的气息;消化不良者往往会释放出一种酸性气息;肝性脑病患者则释放出"肝腥味";而尿毒症患者释放出的是"氨"气味。但有时人的体味也可因某些特殊的情感变化而变化。在情绪高昂时,分泌物会释放的更多、更浓烈;因此恋人们正是为这种特殊的、浓烈的体味之香而神往。由此可见,人的体味美也是一种生命信息的传递、人体情感的流露和人体语言的交流。这类体味称为隋感性体味"。所以在生活中,人们常常利用体香味的原理在自己的身上或环境中喷洒上一些令人陶醉的香水,以创造宜人的气氛。

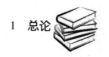

1.5.4.7 表情

由于面部表情肌位置较浅,一般起于骨面、止于真皮乳头,大部属随意肌。当其运动时直接牵拉皮肤,使面部呈现各种表情。表情肌受情绪支配,对外来刺激反应快,不通过思考就能产生各种表情。如在疼痛时,眉间肌收缩可看到"紧锁眉头"的"川"字纹;欢乐时,颧肌上提可看到嘴角上翘"喜悦"的成分;通过面部表情的流露,可以反映每个人在思想品格、情感意志、智慧才能以及气质与风度。例如维纳斯的雕像尽管双臂残缺,却更显示出了她的稳重、深沉与亲切,她那安详自信的眼睛、稍露微笑的嘴唇、婀娜多姿的 S 形体态,体现着内在的教养和崇高的美德,为所有时代的人们所公认、所赞美。

1.5.4.8 结构与功能

人体皮肤的结构与功能的完美,是自然事物中发展到最高阶段的人体之美,是人体皮肤所具有的自然属性。皮肤的结构美,体现着人体旺盛而强健的原本生命力;从表皮那完整的半透明下似乎可以看到真皮胶原纤维、弹性纤维以及网状纤维构成的支架里,血管、淋巴管、神经、皮肤附属器井然有序地穿插。皮肤的功能美,蕴涵着人的优美与崇高的本质力量;它可以保护皮下组织和器官免受外界伤害、调节体温、吸收水分及脂溶性物质、分泌汗液和排泄皮脂、参与机体代谢以及传递人体皮肤美感信息等生理功能和审美功能。应该说皮肤的结构与功能美,是审美对象的感性形式和精神内涵的完美统一。健美的皮肤下不仅仅是单纯生理意义上的健康观,同时也是人体审美文化对自然机体的改造,使自然生理皮肤"人化"而升华。只要看到那红润柔嫩、光滑细腻的皮肤以及其间点缀的皮纹与浅凹,就能使人感受到血肉之躯的质感、动感与活力,就能激发对人体审美的激情;它聚集着生命、热情、希望与归宿,它激励着审美主体去感悟生命不可思议而又不可比拟的美。

1.5.5 损容性皮肤病的美学分析

损容性皮肤病不同程度地影响了皮肤的生理功能,也破坏了人体皮肤的美感。

1.5.5.1 关于色素障碍的美学分析

色素障碍是影响皮肤的颜色、光泽等美学表征的重要因素。色素障碍可分为色素沉着与色素脱失两大类,可以引起审美心理的强烈反映。前者较正常肤色更深,呈黄色、褐色、紫色、青灰色或蓝黑色等,给人一种污浊、沉重、"有病"的感觉;后者较正常肤色浅,呈苍白色、纯白、瓷白或黄白色,能使人联想到精神紧张、营养不良、基因畸变、遗传缺陷或代谢障碍等。二者均破坏了皮肤的色相、色度及明亮度,与正常肤色形成

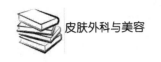

了强烈的对比度,在视觉审美过程中,破坏了整体肤色和谐的形式美感。

1.5.5.2　关于隆起皮面皮损的美学分析

隆起于皮面的皮损可有丘疹、脓疱、结节、囊肿及增生性瘢痕等。其高出皮面、凹凸不平、粗糙发硬、颜色各异甚至脓血溢出而形成的病理性表征,发出了病理信息,破坏了皮肤光滑、均衡、匀称、和谐及健康之美感,使审美对象与审美主体产生了距离,既影响了皮肤的视觉审美而又影响了皮肤的触觉审美。

1.5.5.3　关于影响皮肤弹性皮损的美学分析

皮肤的弹性是反映皮肤健美的重要表征之一。影响皮肤弹性的损害有各类炎性斑丘疹、脓肿、结节、瘢痕、皮肤硬化、皮肤变薄、皮肤及其附属器萎缩和皮肤老化等。这些现象可使皮肤的结缔组织增生、弹性纤维变性或减少、胶原纤维增生和硬化、表皮过度角化、皮下脂肪组织减少等病理改变,使皮肤失去了弹性而影响了皮肤美感特征。

1.5.5.4　关于皮肤创面的美学分析

各种病因引起皮肤的鳞屑、浸渍、糜烂、溃疡、抓痕、皲裂等,不仅给患者带来瘙痒、疼痛、麻木、烧灼蚁走感等不良感觉,而且还影响着皮肤的生理功能及日常生活,使患者苦不堪言,同时也传递着人体皮肤的种种病理信息,严重影响了人体皮肤的视觉审美而使人体美大为减色。

1.5.5.5　病理性体味的美学分析

当人体皮肤或内在结构与功能发生病理改变时,可释放出不同的体味并传递不同的病理信息。诸如,刺鼻的大蒜味可考虑是有机农药中毒;浓烈的氨味可能是尿毒症的临床表现;香甜而带有酸味的烂苹果味并伴有皮肤的疖肿或溃烂,应是糖尿病酮症酸中毒;肺脓肿或慢性支气管扩张症混合厌氧杆菌感染时,其黏稠或带血的痰液会有大便样恶臭气味;胃及十二指肠的疾病能引起嗳气与反酸或产生腐烂味;腋臭、足臭则能使人联想到多汗与细菌分解所产生的短链脂肪酸及氨等。病理性体味的释放,会直接影响人体皮肤的嗅觉审美与视觉审美。

1.5.5.6　关于甲病的美学分析

甲病包括甲板、甲床和甲周的病变。常见的先天性甲病有缺甲、厚甲、巨甲、小甲、白甲、反甲等;后天性甲病有甲肥厚、甲萎缩、甲床肥厚、薄甲、脆甲、甲纵沟、甲横沟、甲晴、甲变色、甲周炎、嵌甲、柞状甲、甲床肿瘤等。这些甲病使得患者在人际交往中不愿主动握手,在用肢体语言表达情感或演讲时不愿用患甲病的手去配合,在烈日炎炎的夏日中不愿穿裸露脚趾的凉鞋。

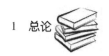

1.5.5.7 关于毛发疾病的美学分析

一头飘逸而柔顺、乌黑而发亮的秀发,会令人叹为观止、羡慕不已,它标志着健康、象征着青春、传递着美丽。然而,若毛发出现数量上的异常,如俗称"鬼剃头"的斑秃、妇女多毛症;或毛发出现变色,如青少年白发;以及毛发结构缺陷所致的念珠状毛发、结节性脆发等,从头部那边界清楚呈圆形、椭圆形的数个脱发区或女性弥漫性脱发所致的毛发稀疏;从女性那长满胡须、浓密而粗黑的眉毛、增多的腋毛及阴毛、甚至在胸前、手臂、大小腿也长出的粗毛;从青少年那变得灰白、金黄或满头的白发等,传递的是精神、遗传、内分泌、免疫或代谢障碍的信息。

1.5.5.8 关于面部与其他暴露部位皮损的美容心理学分析

一般来说,皮损的轻重程度与美容患者的心理障碍程度往往呈正相关的关系。但面部和其他暴露部位皮损的程度与其心理障碍的程度却不一定成正比,有些美容患者尽管面部和暴露部位的皮损比较轻微,仍会产生严重的心理障碍。一般女性及窗口行业、影视文艺界人士对面部与暴露部位皮损的重视程度及心理障碍的程度往往要重一些,常表现出不同程度的羞愧、自卑和绝望等,有的甚至产生精神异常、性格变态、美容心理障碍等,从而直接影响到其身心健康和人体审美。

1.5.6 人体皮肤审美观的基本认识

人体皮肤的审美观大体上可归纳为整体观和健康观两个基本观点。

1.5.6.1 整体观

人体审美的基本观察是整体观察。皮肤是人体的重要组成部分,对于皮肤的审美,同样应建立在整体观的基础上。皮肤审美整体观要求审美主体对审美客体的皮肤(审美对象)进行整体性观察和整体性认识。例如,上述女性颧颞部点状色素斑患者,若仅仅看到面部皮肤的色素沉着,只进行祛斑治疗是很难收到良好的治疗效果的。除对色素斑的形态、部位、深浅、颜色等进行局部观察外,还应进行整体观察与认识,需要进一步妇科检查、影像学检查、实验室检查,根据所得检查资料结合临床分析做出诊断并进行病因治疗。这才是对色素斑进行整体观察与认识,也才是治疗本病的根本,也才能达到较好的美容治疗效果。

1.5.6.2 健康观

医学美学认为,人体之美是建立在健康基础上的一种美的最高形态,而健康则是生命存在的高级形式。作为人体审美的重要组成部分的皮肤美,自然也是建立在健康

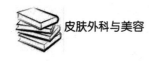

基础之上的。试想一位瑞尔黑变病患者面颈部出现紫蓝色或蓝黑色;一位面部长满了脓疱、结节、囊肿和瘢痕的痤疮患者;一位头发稀疏、干燥而发黄的青春少女;一位患手癣、甲癣、体癣的皮肤美容工作者,无论如何也不会给人以美感,这正如我国医学美学学者彭庆星所说:生命是人体美的载体,而健康则使人体增添艳丽的色彩。

1.6 美容皮肤科学

美容皮肤科学源于皮肤科学。皮肤科学的基本理论、基本技术方法是美容皮肤科学基础。但两者又有一定区别。皮肤科学侧重研究皮肤疾病的病因、病理及其发生发展的规律。而美容皮肤则主要研究损容性皮肤病对人的心理、容貌和形体的影响,以去除疾病,调整皮肤的功能与结构,提高心理素质,维护改善、修复和再塑人体皮肤的健美,增进人的生命力美感,提高生命质量为基本实施目标。

1.6.1 美容皮肤科的诊疗范围

美容皮肤科学的临床诊疗包括以正下几个方面:

对机体各部位,尤其是颜面或其他暴露部位的皮肤疾病,如痤疮、扁平疣、各种皮肤肿瘤、各种皮炎及皮肤感染等的治疗。

对先天性损容皮肤病,如血管瘤、血管痣、毛细血管扩张、色斑、色素痣、眼面部褐蓝痣等的治疗。

对一些疾病经治疗后,虽然功能恢复,但外观形态未曾恢复的皮肤缺陷,如炎症后色素改变、瘢痕的治疗。

对解剖及生理功能正常,但皮肤某方面的不完美,如单脸、皮肤脂肪堆积等的修复与治疗。

皮肤自然老化及非自然老化的防治。

皮肤、毛发等皮肤附属器的美容护理与保健。

心理美容咨询。

美容皮肤科学包括美容皮肤内科学、美容皮肤外科学、中医美容皮肤科学、皮肤美容护理及保健学,以及美容皮肤科物理化学治疗技术等几部分。由于其中有关物理化学治疗技术,中医美容皮肤科学以及皮肤的美容护理及保健等内容,均在本规范的其他篇章中有较系统的介绍,故本篇除介绍美容皮肤科学的一般原则外仅介绍美容皮肤

内科学常用技术和美容皮肤外科常用技术两部分内容。

1.6.2 美容皮肤科的诊疗原则

由于皮肤疾病发生在皮肤多数可能累及外露部位,如头部、面部、颈部、四肢等,大都不同程度的存在着"损容"问题,故称"损容性皮肤病"。损容性皮肤病患者几乎都有不同程度地存在各种美容心理问题。因此,美容皮肤科学工作者在美容皮肤科临床诊疗过程中,必须考虑人体皮肤的美与审美规律,注重损容性皮肤病所产生的社会心理问题,结合皮肤科学诊疗原则,运用心理美容技术给美容就医者提供满意的服务,以达到展示生命美感的目的。

在美容皮肤科临床诊疗过程中必须考虑治疗的美学效果及社会心理效果,皮肤科学中有关皮肤病诊治过程中的基础原则在美容皮肤科学中仍然适用。但是在美容皮肤科学工作者的工作中,必须在正确诊治皮肤疾病的基础上,把医学美学、审美及社会美容心理等环节贯穿始终、充分运用医学知识、审美技能及美容心理技能优势给美容就医者提供满意服务。

1.6.2.1 病史采集

在病史采集过程中、除须按皮肤病学的基本要求采集现病史、既往史、家族史、月经及婚育史、个人史之外、要注意询问记录以下内容:

美容就医者来诊的目的及期望:美容就医者的皮损可能一目了然、但如何处理这种皮损、必须与就医者仔细协商、不能只治疗疾病、不考虑美容就医者的特殊要求。

美容就医者的就医史:了解其既往美容就医情况、采用的治疗方式、效果以及美容就医者对既往美容治疗的评价、这对决定进一步诊治方案有重要价值。

美容就医者的皮肤一般状况:如是否瘢痕体质、是否过敏性皮肤、是否易晒伤、晒黑等。

美容就医者的职业特点及社会生活角色:以帮助其选择更适合的美容治疗方法、追求更佳、更个性化的美容效果。

美容就医者的生活习惯:指导就医者避免对治疗有负面影响的生活习惯。

1.6.2.2 体格检查

美容皮肤科医师不应只观察美容就医者要求治疗的皮损,而应全面检查,以全面了解疾病情况,选择最佳治疗方案。

除观察原发损害、继发损害外,还应注意观察损害的部位、大小、颜色以及就医者全身的皮肤状况,从整体上考虑不同治疗方案对就医者整体美的影响。尽量减少对皮

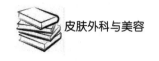

肤整体美的破坏。根据对称、对比、黄金比例、和谐的原则选择治疗方案。同时,还应仔细观察就医者的皮肤类型,如中性皮肤、干性皮肤、油性皮肤、混合性皮肤、敏感皮肤、瘢痕皮肤等,以合理选择治疗方案。

1.6.2.3 实验室及皮肤科特殊检查

不能仅根据"诊断"疾病的目的选择检查项目,还应考虑该项目对美容就医者美容方面的影响,如皮肤活检术切取皮损的部位应选择对诊断有利,又不影响就医者美容的遮盖部位。

1.6.2.4 知情同意

这一点在美容皮肤科学中更为重要,应将所选择的诊治方案的目的、方法、注意事项、并发症、不良反应、医疗花费等与就医者仔细交代,取得理解、合作,必要时签署敌情同意书。

1.6.2.5 资料管理

详细记录美容就医者的姓名、性别、年龄、就诊日期、诊断、检查、结果及治疗方案方案选择。治疗日期与治疗前后拍的照片及知情同意书一同妥善保管。

1.6.2.6 治疗方案选择

必须采用手术或物理化学方法去除的皮损,如皮肤肿瘤,应在去除皮损的基础上,尽量保持皮肤美感。

非必须采用手术或物理化学方法去除的皮损应在考虑美学及社会心理因素基础上选择合适治疗方案。

治疗效果应从皮肤颜色、质地、瘢痕大小等诸方面考虑,求得最佳治疗效果。

1.6.2.7 治疗效果评价

美容皮肤科学疗效评价、应在皮肤科学疗效评价的基础上、强调医学审美及社会心理因素。

美容皮肤科治疗方案的实施应该首先保证健康,治疗本身对健康及身体功能应无负面影响并有良好的美学效果。这种美学效果符合对称、黄金比例、协调、色彩适当、和谐、统一的要求。社会心理方面的评价由于受主观因素影响较大,出现争议时,应以专家评价为准。

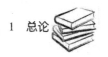

1.6.3 皮肤美容常用诊断技术

1.6.3.1 真菌镜检技术

（1）适应证

皮肤真菌感染，包括头癣、体癣、手足癣、甲癣、花斑癣等。

（2）术前准备

向就医者交代检查的目的、意义及基本操作方法，用75%乙醇消毒病变部位。

（3）操作要点

①基本设备及试剂：光学显微镜、酒精灯、连柄手术刀、睫毛镊子、剪刀、载玻片、盖玻片、10%～20%氢氧化钾溶液。

②方法：

取材：疑为手足癣或体癣应在病损活动边缘取材，用消毒连柄手术刀钝刀片刮取表皮皮屑；水疱标本取疱组织；脓疱则取脓液。疑为甲癣应先用钝手术刀刮除表层，采集病甲边缘较深层近甲床的甲屑。疑为头癣应取病变处头发检查。

显微镜检查：交采集的标本置载玻片中央，滴加1滴氢氧化钾溶液，盖上盖玻片，在酒精灯火焰上方微微加热（勿沸腾）或放置数分钟后，轻压盖玻片，用棉拭子除去多余液体，置显微镜下观察。镜下见菌丝或孢子为阳性。

（4）注意事项

①如在1周内皮损已外用抗真菌药物，须停药1周后做检查。

②薄嫩部位皮损可用浸有生理盐水的棉拭子擦拭局部取材。

③采集的标本应立即检查。

1.6.3.2 斑贴试验技术

（1）适应证

①用于变应性接触性皮炎的诊断，查找可疑接触变应原。

②用于化妆品皮肤的诊断并查找可疑致敏化妆品或其可疑过敏成分。

③用于新化妆品使用前的安全性测试。

③高倍镜观察时注意保护镜头，勿使镜头接触氢氧化钾溶液。

（2）术前准备

向就医者交代检查的目的、意义、方法及注意事项用75%乙醇消毒背部皮肤。

（3）操作要点

①基本设备及试剂：市售斑试器、低敏胶布、记号笔、市售专用标准筛变应原。

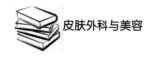
②方法：

准备试剂：将标准变应原从注射器或小瓶内挤出，置斑试器内，量以能够使变应原接触到皮肤又不溢出斑试器为度。液体变应原需先在斑试器内放置一滤纸片，然后滴加 1 或 2 滴变应原。

贴敷：受试者坐直，上背部皮肤消毒，待自然干燥后，将已加变应原的斑试器贴敷于上背部，压紧后，用低敏胶布粘贴，用记号笔做好标记。

结果判读：采用用两次判读法。在贴敷后 48h，去除斑拭器，20～30min 后，做第 1 次判读；18～96h 后，做第 2 次判读。

2 皮肤病诊断与治疗技术

2.1 皮肤性病的临床表现

2.1.1 自觉症状

自觉症状亦称主观症状,主要靠病人叙述来表达。如瘙痒、疼痛、烧灼、麻木及蚁走感等。自觉症状的轻重程度与皮肤病的种类、性质、严重程度以及患者的个体感觉能力的差异性有关。瘙痒是皮肤性病最常见的自觉症状,可轻可重,可阵发性、间断性或持续性发作,可仅发生于局部,亦可泛发全身。产生剧烈瘙痒的皮肤性病有:皮肤瘙痒症、痒疹、神经性皮炎、荨麻疹、疥疮及湿疹等皮肤性病;某些恶性肿瘤(如恶性淋巴瘤)、代谢性疾病(如甲状腺功能亢进、糖尿病)、慢性肾衰竭以及某些肝、胆和造血系统疾病等,亦常伴有剧烈瘙痒。而一些性传播疾病如二期梅毒等,皮疹明显,仅有轻微瘙痒或不痒,要引起注意。疼痛常见于疖、丹毒、带状疱疹及结节性红斑等。接触性皮炎除瘙痒外可有烧灼感,或有胀痛。麻木感是由于感觉神经末梢受损,功能减退或丧失所致,常见于麻风。全身症状有畏寒、发热、头痛、乏力、食欲缺乏等。

2.1.2 他觉症状

他觉症状是指可以看得到或摸得着的皮肤及黏膜损害。即是皮肤病的体征,亦称皮损或皮疹,皮损的性质和特点是诊断皮肤性病的主要依据,分原发性损害和继发性损害两大类。原发损害是皮肤性病病理变化直接产生的最早损害;继发损害是由原发损害演变或因搔抓、感染所产生的损害。但两者并非都能决然分开的。例如:色素沉着斑在黄褐斑是原发性损害,在固定性药疹则是继发性损害。脓疱性银屑病的脓疱是原发的,但湿疹的脓疱则是继发感染引起的,因此,对某些皮损应根据具体情况进行分析,决定其属于原发损害还是继发损害。

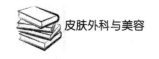

2.1.2.1 原发损害

（1）斑疹（macule）

斑疹是局限性皮肤颜色的改变，既不隆起，也不凹下。直径大于 2cm 者称斑片（patch）。斑疹可分为 4 种。

①红斑：由于毛细血管充血或扩张引起，压之褪色。分为炎症性和非炎症性两种，前者略肿胀，局部温度稍高；后者局部皮温不高，也不肿胀，可呈不规则片状如多形性红斑。

②出血斑：由于血液外渗至真皮组织所致，压之不褪色。皮疹开始鲜红色，渐变为紫红色及黄褐色，经 1~2 周可消退。直径小于 2mm 者称淤点，大于 2mm 者称为淤斑。

③色素沉着斑：由于表皮或真皮内色素增多所致，呈现褐色或黑色。人为的皮肤内注入外源性色素称文身。

④色素减退斑及色素脱失斑：由于皮肤内黑色素减少或脱失所致。前者如白色糠疹，后者如白癜风。

（2）丘疹（papule）

丘疹系局限性、隆起性、实质性损害，直径小于 1cm，病变位于表皮或真皮浅层。其形态可呈圆形、类圆形或乳头状，表面可为尖顶、平顶或圆顶。可附有鳞屑，呈不同颜色。丘疹可由斑疹转变而来，扁平而稍隆起，介于斑疹和丘疹者称斑丘疹（maculo-papule）；丘疹顶端伴有水疱者称丘疱疹（papulovesicle）；伴有脓疱者称丘脓疱疹（papulopustule）。

（3）斑块（plaque）

斑块为较大的或多数丘疹融合而成的直径大于 1cm 的扁平、隆起。

（4）水疱（blister）

水疱为高出皮面的、内含液体的局限性、腔隙性损害。如疱内含浆液，呈淡黄色；疱内含血液，呈红色（血疱）；疱内含淋巴液则澄清透明。损害可位于角质下、表皮中下部或表皮下。直径小于 0.5cm 者称小疱（vesicle），大于 0.5cm 者称大疱（bulla）。

（5）脓疱（pustule）

脓疱是含有脓液的疱。疱液混浊，可稀薄或黏稠，疱周可有红晕。可原发，亦可继发于水疱。大多由化脓性细菌感染所致，如脓疱疮；少数由非感染因素引起，如脓疱性银屑病。

（6）结节（nodule）

结节为局限性、实质性损害，深度可达真皮或皮下组织。呈圆形或类圆形，大小为粟粒样至樱桃样,有一定硬度。可由真皮或皮下组织的炎症浸润(如疖疮结节)、代谢产物沉积(如结节性黄色瘤)、寄生虫感染(如猪囊虫病)或肿瘤等引起。结节可自行吸收,亦可破溃而形成溃疡。结节直径大于 2~3cm 者称肿块(mass 或 tamer)。

(7)囊肿(cyst)

囊肿为内含液体、黏稠物质和其他成分的局限性囊性损害。呈圆形或类圆形,触之有弹性感。一般位于真皮或皮下组织,如皮脂腺囊肿。

(8)风团(wheal)

风团为真皮浅层暂时性、局限性水肿。颜色呈淡红或苍白色,大小不等,形态不一,边缘不规则,周围有红晕;自觉剧痒;常于数小时或 10 余小时内消退,消退后不留痕迹,如荨麻疹。

2.1.2.2 继发损害

(1)鳞屑(scale)

为即将脱落或累积增厚的表皮角质层细胞,其大小、薄及形态不一。有的小如糠秕(如玫瑰糠疹),有的较大而呈片状,如剥脱性皮炎(,有的干燥呈灰白色(如单纯糠疹),有的油腻呈黄褐色(如脂溢性皮炎)。生理情况下,鳞屑脱落小而少,不易被察觉;在病理情况下,由于表皮细胞形成加速(如银屑病)或角化过程发生障碍(如寻常型鱼鳞病),鳞屑明显增多。

(2)浸渍(maceration)

为皮肤长期浸水或受潮湿所致的表皮松软变白、起皱。常发生在指(趾)缝等皱褶部位。浸渍处如受摩擦,则可发生表皮脱落,形成糜烂。

(3)抓痕(excoriation)

抓痕为搔抓或摩擦所致的表皮或真皮浅层的缺损。表面常呈线条状或点状,可有血痂,愈后一般不留瘢痕。常见于剧烈瘙痒性皮肤性病。

(4)糜烂(erosion)

为表皮或黏膜上皮的缺损,露出红色湿润面。常由水疱或脓疱破溃,浸渍表皮脱落或丘疱疹表皮的破损等损伤所致。因损害表浅,尚有部分基底细胞未受损害,故愈后不留瘢痕。

(5)溃疡(ulcer)

溃疡为皮肤或黏膜深层真皮或皮下组织的局限性缺损。其形态、大小及深浅,可因病因和病情轻重而异。溃疡面常有浆液、脓液、血液或坏死组织。主要由结节或肿块破溃、或外伤后而形成,愈合后可形成瘢痕。

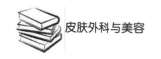

（6）裂隙（fissure）

裂隙亦称皲裂。系皮肤的线条状裂口。深度常可达真皮，并有疼痛或出血，多发生于掌跖、指（趾）关节部位以及口角、肛周等处。常由于局部皮肤干燥或慢性炎症等引起的皮肤弹性减弱或消失，再加外力牵拉而成。

（7）痂（crust）

痂是由皮损表面的浆液、脓液、血液以及脱落组织等混合而凝成的附着物。其颜色可因内含成分不同而异。例如浆液性痂呈淡黄色、脓痂呈黄绿色，血痂则呈棕色或黑褐色。

（8）苔藓样变（1ichenification）

亦称苔藓化。表现为皮肤局限性浸润肥厚，皮沟加深，皮嵴突起，呈多个多角形的丘疹，群集或融合成片，表面粗糙，似皮革样，边缘清楚。常因经常搔抓或摩擦使角质层及棘细胞层增厚，真皮产生慢性炎症等所致。常见于神经性皮炎及慢性湿疹。

（9）瘢痕（scar）

瘢痕为真皮或真皮以下组织的缺损或破坏，经新生结缔组织修复而成。表面光滑，无皮纹，亦无毛发等皮肤附属器，皮损缺乏弹性。增生明显而隆起者，称增生性瘢痕；局部凹陷，皮肤变薄，柔软而发亮者，称萎缩性瘢痕。

2.2　皮肤病的诊断

对皮肤性病加以有效防治的关键在于对疾病进行正确的诊断，而后者依赖于医师对患者的病史、临床表现及实验室检查等信息进行综合分析。

2.2.1　病史

（1）一般资料

包括患者的姓名、性别、年龄、职业、民族、籍贯、婚姻状况、出生地等，因有些疾病的发生与年龄、性别、职业有关，有的疾病有地区性，故上述资料具有一定的诊断价值。

（2）主诉

提供关于发病部位、主要症状和发病时间等方面的信息。

（3）现病史

应详细记录患者发病直至就诊时的全过程，包括初发皮损的部位、性质、数目、扩展顺序、病情变化及规律、局部及全身症状、曾接受的治疗方案及其疗效、各种环境因素(季节、气候、饮食及嗜好等)与疾病发生与发展的关系等,可提供本病的演变过程及关于病因、加重因素等的信息。

(4)既往史

过去曾罹患的疾病名称、经治方案及其疗效,特别是与现有皮肤病相关的疾病,应注意有无药物过敏史和其他过敏史。

(5)个人史

患者的生活习惯、饮食习惯、婚姻情况、生育情况及性活动史等。

(6)家族史

应询问家族中有无类似疾病及其他遗传病的患者,有无近亲结婚等,对于遗传性皮肤病的诊断尤为重要。

2.2.2　体格检查

主要是对皮肤及其附属器的各种损害或变化(特别是原发性皮损)进行检查,包括视诊、触诊及其他特殊手段;但人是一个有机整体,许多皮肤性病常伴发全身或系统性表现,故体格检查也应重视系统检查。皮肤检查时光线应充足,最好以自然光为光源,以获得最接近真实的皮损信息;室内温度应适宜,过冷或过热均可影响皮损性状;应充分暴露皮损,皮损分布较广者应检查全身皮肤。

2.2.2.1　视诊

部分皮肤病的原发性皮损具有高度特异性(如带状疱疹、疣等),仅通过视诊就可明确诊断,但应注意皮损在疾病不同阶段可能出现的不同状态。皮损表面如有化妆品、油或其他污秽物附着,应仔细清除以免影响检查。一些较细微的特殊变化(如扁平苔藓的 Wickham 纹、盘状红斑狼疮的毛囊角栓等)可借助放大镜检查。对皮损进行视诊应注意获取以下信息:

(1)性质

主要应区别原发性皮损与继发性皮损以及是否多种损害并存。

(2)大小和数目

大小可实际测量,亦可用实物描述,如芝麻、小米、黄豆、鸽卵、鸡蛋或手掌大小;数目为单发、多发或用数字表示。

(3)颜色及其色调

正常皮色或红、黄、紫、黑、褐、蓝、白等,红色还可表现为淡红、暗红、鲜红等色调。

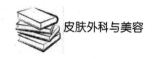

（4）界限及边缘

界限可为清楚、比较清楚或模糊,边缘可整齐或不整齐等。

（5）形状

可呈圆形、椭圆形、多角形、不规则形或地图状等。

（6）表面

可为光滑、粗糙、扁平、隆起、中央脐凹、乳头状、菜花状、半球形等,还应观察有无糜烂、溃疡、渗出、出血、脓液、鳞屑和痂等。

（7）基底

可为较宽、较窄或呈蒂状。

（8）内容

主要用于观察水疱、脓疱和囊肿,可为血液、浆液、黏液、脓液、皮脂、角化物或其他异物等。

（9）排列

可呈孤立或群集,排列可呈线状、带状、环状或无规律。

（10）部位和分布

根据皮损发生部位可对皮肤性病的种类进行大致归类,应查明皮损位于暴露部位、覆盖部位或与某特定物一致,分布方式为局限性或全身性,是否沿血管分布、沿神经节段分布或对称分布。

2.2.2.2 触诊

主要用于了解皮肤的温度、湿度和油腻程度,皮损的质地(坚实或柔软)、位置(浅在或深在),有无浸润增厚、萎缩变薄、松弛、凹陷,是否与其下组织粘连,有无压痛,感觉过敏、减低或异常(麻风、脊髓空洞症等),附近淋巴结有无肿大、触痛或粘连等。

棘层松解征又称尼氏征(Nikolsky sign),是某些皮肤病发生棘层松解性水疱(如天疱疮)时的触诊表现。可有四种阳性表现:①手指推压水疱一侧,可使水疱沿推压方向移动;②手指轻压疱顶,疱液可向四周移动;③稍用力在外观正常皮肤上推擦,表皮即剥离;④牵扯已破损的水疱壁时,可见水疱以外的外观正常皮肤一同剥离。

2.2.2.3 物理检查

（1）皮肤划痕试验

用钝器尖端稍用力划患者前臂或背部皮肤,可出现三联反应:①划后 3～15 秒出现红色线条;②15～45 秒后,红线条两侧出现红晕;③1～3 分钟后,划痕处出现隆起苍白色条状风团。此结果称皮肤划痕证阳性,多见于某些荨麻疹患者。

(2)同形现象

亦称同形反应或 Kobner 现象。某些皮肤病患者在正常皮肤遭受达真皮层的非特异性损伤如创伤、抓伤、手术切口、注射针孔,可诱发与已存在的皮肤病相同的皮疹。该现象常见于寻常型银屑病进行期、扁平苔藓、湿疹的急性期。

(3)棘层细胞松懈现象

亦称棘层细胞松懈征或尼氏征(Nikolskp sign)。表现为:①手指轻压水疱顶,疱液向四周移动,水疱扩大;②手指推压水疱,可使水疱移位;③稍用力推擦水疱间外观正常的皮肤,可使表皮剥离;④牵拉破损水疱壁,可将水疱旁外观正常的皮肤一同撕脱。此现象常见于天疱疮、大疱性表皮松解型药疹等。

2.2.3　实验室检查

2.2.3.1　免疫病理检查

(1)适应证

大疱性皮肤病、结缔组织病等自身免疫性皮肤病、某些感染性皮肤病及皮肤肿瘤的诊断和鉴别诊断。

(2)方法及原理

①直接免疫荧光法:主要用于检测病变组织中存在的抗体或补体。将冷冻切片组织固定于玻片上,滴加荧光标记的抗人免疫球蛋白抗体或抗 C3 抗体等,经孵育、清洗等处理后,置于荧光显微镜下观察。若组织中有人免疫球蛋白或 C3 沉积,则荧光抗体与之结合呈现荧光。

②间接免疫荧光法:主要用于检测血清中存在循环的自身抗体,并可作抗体滴度测定。底物取自正常人皮肤或动物组织(如鼠肝切片),将患者血清滴于底物上,再滴加荧光标记的抗人免疫球蛋白抗体等,荧光显微镜下观察。若血清中存在循环的特异抗体,荧光标记的抗人免疫球蛋白抗体与结合到底物上的抗体结合,呈现荧光。

③免疫酶标记法:有多种不同的检测系统和方法,机制与间接免疫荧光法类似,但显示系统为可催化成色反应的辣根过氧化物酶、碱性磷酸酶等。主要标记细胞的某种特异性成分,用于肿瘤的鉴别诊断。

(3)标本处理

直接免疫荧光检查需将皮肤标本用湿润的生理盐水纱布包裹,4℃下尽快送检。多数免疫酶标法可用普通病理方法制备的石蜡包埋的组织块作为检验材料。

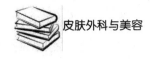

（4）结果分析

①直接免疫荧光：荧光显示的部位通常为棘细胞膜、皮肤基底膜带及血管壁。天疱疮皮损棘细胞间 IgG、IgA、IgM 或 C3 呈网状沉积，皮肤基底膜带阳性可见于红斑狼疮、大疱性类天疱疮，血管壁内免疫球蛋白或补体沉积可见于血管炎和红斑狼疮等。

②间接免疫荧光：可测定血清中自身抗体的性质、类型和滴度，对诊断、鉴别诊断、观察病情变化和药物疗效有指导意义。如结缔组织病中抗核抗体的类型可分为周边型、均质型、斑点型及核仁型，不同型各有其特殊意义。红斑狼疮中的抗 dsDNA 抗体、天疱疮中的抗棘细胞抗体等对疾病活动情况具有重要参考意义。

2.2.3.2 真菌检查

（1）采集标本

浅部真菌的标本有毛发、皮屑、甲屑、痂等，标本在分离前常先用 75% 的乙醇消毒。深部真菌的标本可根据情况取痰、尿液、粪便、脓液、口腔或阴道分泌物、血液、脑脊液、各种穿刺液和活检组织，采集标本时应注意无菌操作。

（2）检查方法

①直接涂片：为最简单而重要的诊断方法。取标本置玻片上，加一滴 10% KOH 溶液，盖上盖玻片，在酒精灯火焰上稍加热，待标本溶解，轻轻加压盖玻片使标本透明即可镜检。可用于检查有无菌丝或孢子，但不能确定菌种。

②墨汁涂片：用于检查隐球菌及其他有荚膜的孢子。方法是取一小滴墨汁与标本（如脑脊液）混合，盖上盖玻片后直接镜检。

③涂片或组织切片染色：涂片染色可更好地显示真菌形态和结构。革兰染色适用于白念珠菌、孢子丝菌等；瑞氏染色适用于组织胞浆菌；组织切片通常用 PAS 染色，多数真菌可被染成红色。

③培养检查：可提高真菌检出率，并能确定菌种。标本接种于葡萄糖蛋白胨琼脂培养基（Sabouraud agar）上，置室温或 37℃ 培养 1～3 周，必要时可行玻片小培养协助鉴定。菌种鉴定常根据菌落的形态及显微镜下形态判断，对某些真菌，有时尚需配合其他鉴别培养基、生化反应、分子生物学方法确定。

2.2.3.3 变应原检测

变应原检测用于确定过敏性疾病患者的致敏物质，特别是对明确职业性皮肤病的病因有重要意义，有助于指导预防和治疗。变应原检测可分为体内试验和体外试验。

（1）斑贴试验（patch test）

适应证：接触性皮炎、职业性皮炎、手部湿疹、化妆品皮炎等。

方法：根据受试物的性质配制适当浓度的浸液、溶液、软膏或原物作为试剂，置于4层1cm×1cm的纱布上，贴于背部或前臂曲侧的健康皮肤，其上用一稍大的透明玻璃纸覆盖，再用橡皮膏固定边缘。同时作多个不同试验物时，每两个之间距离应大于4cm。同时必须设阴性对照。目前多用市售的铝制小室斑试器进行斑贴试验。

结果及意义：24～48小时后观察。受试部位无反应为（－），出现痒或轻度发红为（±），出现单纯红斑、瘙痒为（＋），出现水肿性红斑、丘疹为（＋＋），出现显著红肿、伴丘疹或水疱为（＋＋＋）。阳性反应说明患者对受试物过敏，但应排除原发性刺激或其他因素所致的假阳性反应，假阳性反应者将受试物除去后，皮肤表现很快消失，而真阳性反应除去受试物后24～48小时内皮肤表现往往可增强。阴性反应则表示患者对试验物无敏感性。

注意事项：①应注意区分过敏反应及刺激反应；②阴性反应可能与试剂浓度低、斑试物质与皮肤接触时间太短等有关；③不宜在皮肤病急性发作期做试验，不可用高浓度的原发性刺激物做试验；④受试前2周和受试期间服糖皮质激素、受试前3天和受试期间服用抗组胺类药物均可出现假阴性；⑤如果在试验后72小时至1周内局部出现红斑、瘙痒等表现，应及时到医院检查。

（2）皮内试验（intracutaneous test）

适应证：用于测试Ⅰ型（如青霉素试验）和Ⅳ型变态反应（如结核菌素试验）。

方法：一般选择前臂屈侧为受试部位，局部清洁消毒后取配制好的皮试液进行皮内注射，形成直径为0.1ml的皮丘。

结果：15～20分钟后观察结果。受试部位无反应为（－），出现红斑直径＞1cm、伴风团为（＋），直径2cm、伴风团为（＋＋），直径＞2cm、伴风团或伪足为（＋＋＋），6～48小时后出现反应并出现浸润性结节为迟发反应阳性。

注意事项：①宜在病情稳定期进行；②应设生理盐水及组胺液作阴性及阳性对照；③结果为阴性时，应继续观察3～4天，必要时3～4周后重复试验；④有过敏性休克史者禁用；⑤应做好抢救准备，以对应可能发生的过敏性休克；⑥受试前2天应停用抗组胺药物；⑦妊娠期应尽量避免检查。

2.2.3.4　滤过紫外线检查

滤过紫外线（Wood灯）是高压汞灯发射出的波长为320～400nm的光波，可用于色素异常性皮肤病、皮肤感染及卟啉病的辅助诊断，也可观察疗效。

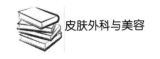

方法:在暗室内将患处置于 Wood 灯下直接照射,观察荧光类型。

临床意义:色素减退、色素脱失或色素沉着性皮损更易与正常皮肤区别。假单胞菌属感染发出绿色荧光,铁锈色小孢子菌、羊毛状小孢子菌等感染为亮绿色荧光,黄癣菌感染为暗绿色荧光,马拉色菌感染为棕色荧光,紫色毛癣菌和断发毛癣菌感染无荧光。皮肤迟发性卟啉病患者尿液为明亮的粉红 – 橙黄色荧光,先天性卟啉病患者牙、尿、骨髓发出红色荧光,红细胞生成性原卟啉病患者可见强红色荧光。局部外用药(如凡士林、水杨酸、碘酊等)甚至肥皂的残留物也可有荧光,应注意鉴别。

2.2.3.5 蠕形螨、疥螨和阴虱检查

(1)蠕形螨检查

①挤刮法:选取鼻沟、颊部及颧部等皮损区,用刮刀或手挤压,将挤出物置于玻片上,滴一滴生理盐水,盖上盖玻片并轻轻压平,镜检有无蠕形螨。

②透明胶带法:将透明胶带贴于上述部位,数小时或过夜后,取下胶带贴于载玻片上镜检。

(2)疥螨的检查

选择指缝、手腕的屈侧等处未经搔抓的丘疱疹、水疱或隧道,用消毒针头挑出隧道盲端灰白色小点置玻片上,或用蘸上矿物油的消毒手术刀轻刮皮损 6~7 次,取附着物移至玻片上,滴一滴生理盐水后镜检。

(3)阴虱的检查

用剪刀剪下附有阴虱和虫卵的阴毛,以 70% 乙醇或 5%~10% 甲醛溶液固定后放在玻片上,滴一滴 10% KOH 溶液后镜检。

2.2.3.6 分子生物学技术

分子生物学技术飞速发展,为生物医学研究提供了非常便利的条件。对于临床实际应用,目前最有前景的是 PCR 技术和基因芯片技术。

(1)PCR 技术(polymerase chain reaction,聚合酶链反应)

PCR 是用于体外选择性扩增特异性核酸片段的一项技术,是在模板 DNA、引物、四种脱氧核糖核苷存在的条件下,体外模拟依赖于 DNA 聚合酶的 DNA 酶促合成,由变性、退火、延伸等三个连续步骤周而复始、反复循环的过程。扩增 DNA 片断的特异性是由引物与模板 DNA 结合的特异性所决定的。PCR 技术可广泛应用于感染性皮肤性病及某些遗传病的诊断。

（2）基因芯片技术

基因芯片（genechip）又称 DNA 芯片（DNA Chip），或称 DNA 阵列（DNA array）。其原理是将许多特定的寡核苷酸片段或基因片段有规律地排列固定于支持物上，然后与待测的标记样品的基因按碱基配对原理进行杂交，再通过激光共聚焦荧光检测系统等对芯片进行扫描，最后利用计算机软件对每点上的荧光信号做出比较和检测。目前基因芯片技术多应用于研究，临床的实际应用还有待于其成本的大幅减低和技术的进一步完善。

2.3 皮肤病治疗术

皮肤病和性病的治疗主要包括内用药物治疗、外用药物治疗、物理治疗和皮肤外科治疗等。

2.3.1 内用药物治疗

药物治疗是皮肤病和性病的主要治疗手段，其中许多皮肤病和性病需通过口服或注射等方式进行治疗。抗过敏药物、糖皮质激素及抗感染药物等在皮肤性病科应用较多。

2.3.1.1 抗菌药物

（1）青霉素类

主要用于 G＋菌感染（如疖、痈、丹毒、蜂窝织炎等）和梅毒等；半合成青霉素（如苯唑西林钠等）主要用于耐药性金黄色葡萄球菌感染。使用前需询问有无过敏史并进行常规皮试，以防过敏性休克等严重反应。

（2）头孢菌素类

包括头孢曲松、头孢氨苄等；主要用于耐青霉素的金黄色葡萄球菌和某些 G－杆菌的感染。对青霉素过敏者应注意与本类药物的交叉过敏。

（3）氨基糖甙类

包括链霉素、庆大霉素、阿米卡星等；多为广谱抗生素，链霉素还可用于治疗结核病。此类药物有耳、肾毒性，长期应用需加以注意。

（4）四环素类

包括四环素、米诺环素等；主要用于痤疮，对淋病、非淋菌性尿道炎也有效。儿童

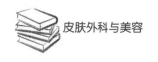

长期应用四环素可使牙齿黄染,米诺环素可引起眩晕。

(5)大环内酯类

包括红霉素、罗红霉素、克拉霉素、阿奇霉素等;主要用于淋病、非淋菌性尿道炎等。

(6)喹诺酮类

包括环丙沙星、氧氟沙星等;主要用于细菌性皮肤病、支原体或衣原体感染。

(7)磺胺类

包括复方新诺明等,对细菌、衣原体、奴卡菌有效。部分患者可引起过敏反应。

(8)抗结核药

包括异烟肼、利福平、乙胺丁醇等。除对结核杆菌有效外,也用于治疗某些非结核分枝杆菌感染。此类药物往往需联合用药和较长疗程。

(9)抗麻风药

包括氨苯砜、利福平、氯法齐明、沙利度胺等。氨苯砜可用于大疱性类天疱疮、变应性皮肤血管炎、红斑狼疮、扁平苔藓等;不良反应有贫血、粒细胞减少、高铁血红蛋白血症等。沙利度胺对麻风反应有治疗作用,还可用于治疗红斑狼疮、结节性痒疹、变应性皮肤血管炎等,成人剂量为 100~200mg/d,分 4 次口服;主要不良反应为致畸和周围神经炎,孕妇禁用。

(10)其他

甲硝唑、替硝唑除治疗滴虫病外,还可治疗蠕形螨、淋菌性盆腔炎和厌氧菌感染。此外克林霉素、磷霉素、去甲万古霉素、多粘菌素等均可根据病情选用。

2.3.1.2 维 A 酸类药物

维 A 酸类(retinoids)药物是一组与天然维生素 A 结构类似的化合物。本组药物可调节上皮细胞和其他细胞的生长和分化,对恶性细胞生长有抑制作用,还可调节免疫和炎症过程等;主要不良反应有致畸、高甘油三酯血症、高血钙、骨骼早期闭合、皮肤黏膜干燥、肝功能异常等。根据分子结构的不同可分为 3 代:

(1)第一代维 A 酸

是维 A 酸的天然代谢产物,主要包括全反式维 A 酸(all - transretinoic acid)、异维 A 酸(isotretinoin)和维胺脂(viaminate)。全反式维 A 酸外用可治疗痤疮;后两者口服对寻常型痤疮、掌跖角化病等有良好疗效。成人剂量为异维 A 酸 0.5~1.0mg/(kg·d),分 2~3 次;维胺脂 50~150mg/d,分 2~3 次。

（2）第二代维 A 酸

为单芳香族维 A 酸，主要包括阿维 A 酯（etretinate）、阿维 A 酸（acitretin）及维 A 酸乙酰胺的芳香族衍生物。阿维 A 酯主要用于重症银屑病、各型鱼鳞病、掌跖角化病等，与糖皮质激素、PUVA 联用可用于治疗皮肤肿瘤。阿维 A 酸为阿维 A 酯的换代产品，用量较小，半衰期较短，因而安全性显著提高。本组药物不良反应比第一代维 A 酸轻。

（3）第三代维 A 酸

为多芳香族维 A 酸，其中芳香维 A 酸乙酯（arotinoid）可用于银屑病、鱼鳞病、毛囊角化病等；成人剂量为 0.03mg/d 晚餐时服，维持量为 0.03mg，隔天 1 次。阿达帕林（adapalene）和他扎罗汀（tazarotine）为外用制剂，可用于治疗痤疮和银屑病。

2.3.1.3 免疫抑制剂

可单独应用，也可与糖皮质激素联用以增强疗效、减少其不良反应。本组药物不良反应较大，包括胃肠道反应、骨髓抑制、肝损害、诱发感染、致畸等，故应慎用，用药期间应定期监测。

（1）环磷酰胺（cyclopHospHamide，CTX）

属烷化剂类，可抑制细胞生长、成熟和分化，对 B 淋巴细胞的抑制作用更强，因此对体液免疫抑制明显。主要用于红斑狼疮、皮肌炎、天疱疮、变应性皮肤血管炎、原发性皮肤 T 细胞淋巴瘤等。成人剂量为 2 ~ 3mg/（kg·d）口服，疗程 10 ~ 14 天，或 500mg/m² 体表面积每周 1 次静滴，2 ~ 4 周为 1 个疗程，治疗肿瘤用药总量为 10 ~ 15g，治疗自身免疫病 6 ~ 8g。为减少对膀胱黏膜的毒性，用药期间应大量饮水。

（2）硫唑嘌呤（azathioprine，AZP）

本药在体内代谢形成 6 - 巯基嘌呤，后者对 T 淋巴细胞有较强抑制作用。可用于治疗天疱疮、大疱性类天疱疮、红斑狼疮、皮肌炎等。成人剂量为 50 ~ 100mg/d 口服，可逐渐加至 2.5mg/（kg·d），以发挥最佳疗效。

（3）甲氨蝶呤（methotrexate，MTX）

为叶酸代谢拮抗剂，能与二氢叶酸还原酶结合，阻断二氢叶酸还原成四氢叶酸，干扰嘌呤和嘧啶核苷酸的生物合成，使 DNA 合成受阻，从而抑制淋巴细胞或上皮细胞的增生。主要用于治疗红斑狼疮、天疱疮、重症银屑病等。

（4）环孢素（cyclosporin A，CSA）

是由 11 个氨基酸组成的环状多肽，可选择性抑制 T 淋巴细胞；主要用于抑制器官移植后排异反应，还用于治疗红斑狼疮、天疱疮、重症银屑病等。成人剂量为 12 ~

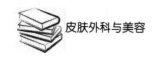

15mg/(kg·d)口服,1~2周后逐渐减量至维持剂量5~10mg/(kg·d),或3~5mg/(kg·d)静滴。

(5)他克莫司(tacrolimus)

属大环内酯类抗生素,其免疫抑制作用机制类似环孢素,作用为其10~100倍。可用于治疗特应性皮炎、红斑狼疮和重症银屑病等。成人剂量为0.3mg/(kg·d),分2次口服,2~4周为1个疗程,或0.075~0.1mg/(kg·d)静滴。

(6)霉酚酸酯(mycopHenolate)

是一种新型的免疫抑制剂,可选择性抑制淋巴细胞的增殖。可用于治疗系统性红斑狼疮等自身免疫性疾病。

2.3.1.4 免疫调节剂

免疫调节剂(immunomodulatory drug)能增强机体的非特异性和特异性免疫反应,使不平衡的免疫反应趋于正常。主要用于病毒性皮肤病、自身免疫性疾病和皮肤肿瘤等的辅助治疗。

(1)干扰素(interferon,IFN)

是病毒或其诱导剂诱导入体细胞产生的一种糖蛋白,有病毒抑制、抗肿瘤及免疫调节作用。目前用于临床的人干扰素有 α⁻干扰素(白细胞干扰素)、β⁻干扰素(成纤维细胞干扰素)、γ⁻干扰素(免疫干扰素)。成人剂量为106~107U/d肌注,疗程根据病种而定,也可局部注射或外用。可有流感样症状、发热和肾损害等不良反应。

(2)卡介菌(Bacillus Calmette - Guerin,BCG)

是牛结核杆菌的减毒活菌苗,目前使用的是去除菌体蛋白后提取的菌体多糖,可增强机体抗感染和抗肿瘤能力。成人剂量为1ml肌注,隔天1次,15~18次为1个疗程。

(3)左旋咪唑(levamisole)

能增强机体的细胞免疫功能,调节抗体的产生。成人剂量为100~250mg/d,分2~3次口服,每2周连服3天为1个疗程,可重复2~3个疗程。可有恶心、皮肤瘙痒、粒细胞和血小板减少等不良反应。

(4)转移因子(transfer factor)

是抗原刺激免疫活性细胞释放出来的一种多肽,可激活未致敏淋巴细胞,并能增强巨噬细胞的功能。成人剂量为1~2μ肌注,每周1~2次,疗程3个月到2年。

(5)胸腺素(thymosin)

胸腺因子D是从胸腺提取的多肽,对机体免疫功能有调节作用。成人剂量为2~10mg每天或隔天1次肌注或皮下注射,疗程根据病种和病情而定。不良反应可有局部注射处红肿、硬结或瘙痒等。

2.3.1.5 维生素类药物

（1）维生素 A（vitamin A）

可维持上皮组织正常功能，调节人体表皮角化过程。可用于治疗鱼鳞病、毛周角化症、维生素 A 缺乏病等。长期服用应注意对肝脏损害。

（2）β⁻胡萝卜素（β-carotene）

为维生素 A 的前体物质，可吸收 360～600nm 的可见光，抑制光激发卟啉后产生的自由基，因此具有光屏障作用。可用于治疗卟啉病、多形性日光疹、日光性荨麻疹、盘状红斑狼疮等。长期服用可发生皮肤黄染。

（3）维生素 C（vitamin C）

可降低毛细血管通透性，此外还是体内氧化还原系统的重要成分。主要用于过敏性皮肤病、慢性炎症性皮肤病、色素性皮肤病等的辅助治疗。

（4）维生素 E（vitamin E）

有抗氧化、维持毛细血管完整性、改善周围循环等作用，缺乏时细胞膜通透性、细胞代谢、形态功能均可发生改变，大剂量维生素 E 可抑制胶原酶活性。主要用于血管性皮肤病、色素性皮肤病、卟啉病等的辅助治疗。

（5）烟酸（nicotinic acid）和烟酰胺（nicotinamide）

烟酸在体内转化为烟酰胺，参与辅酶Ⅱ组成，并有扩张血管作用。主要用于治疗烟酸缺乏症，也可用于光线性皮肤病、冻疮、大疱性类天疱疮等的辅助治疗。

（6）其他维生素

维生素 K 为合成凝血酶原所必需，可用于出血性皮肤病、慢性荨麻疹等的治疗；维生素 B$_6$ 为肝脏辅酶的重要成分，可用于脂溢性皮炎、痤疮、脱发等的辅助治疗；维生素 B$_{12}$ 为体内多种代谢过程的辅酶，可用于带状疱疹后遗神经痛、银屑病、扁平苔藓等的辅助治疗。

2.3.1.6 其他

（1）氯喹（chloroquine）和羟氯喹（hydroxychloroquine）

能降低皮肤对紫外线的敏感性、稳定溶酶体膜、抑制中性粒细胞趋化、吞噬功能及免疫活性。主要用于红斑狼疮、多形性日光疹、扁平苔藓等。主要不良反应为胃肠道反应、白细胞减少、药疹、角膜色素沉着斑、视网膜黄斑区损害、肝肾损害等，羟氯喹不良反应较小。

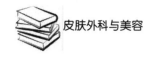

（2）雷公藤多甙（tripterygium glycosides）

为中药雷公藤提取物，其中萜类和生物碱为主要活性成分，有抗炎、抗过敏和免疫抑制作用。主要用于痒疹、红斑狼疮、皮肌炎、变应性皮肤血管炎、关节病型银屑病、天疱疮等。成人剂量为 1~1.5mg/（kg·d），分次口服，1 个月为 1 个疗程。不良反应有胃肠道反应、肝功能异常、粒细胞减少、精子活动降低、月经减少或停经等。

（3）静脉免疫球蛋白（intravenous immunoglobulin，IVIg）

大剂量 IVIg 可阻断巨噬细胞表面的 Fc 受体、抑制补体损伤作用、中和自身抗体、调节细胞因子的产生。可治疗皮肌炎等自身免疫性疾病。成人剂量为 0.4g/（kg.d），连用 3~5 天，必要时 2~4 周重复 1 次。不良反应较小，少数患者有一过性头痛、背痛、恶心、低热等。

（4）钙剂

可增加毛细血管致密度、降低通透性，使渗出减少，有消炎、消肿、抗过敏作用。主要用于急性湿疹、过敏性紫癜等。成人剂量为 10% 葡萄糖酸钙或 5% 溴化钙溶液 10ml/d，静脉缓慢注射。注射过快可引起心律失常甚至停搏等危险。

（5）硫代硫酸钠（sodium thiosulfate）

具有活泼的硫原子，除可用于氰化物中毒的治疗外，还具有非特异性抗过敏作用。主要用于花斑癣、湿疹等的治疗。成人剂量为 5% 硫代硫酸钠 10~20ml/d，静脉缓慢注射。注射过快可致血压下降。

2.3.2 外用药物治疗

皮肤为人体最外在器官，为局部用药创造了良好条件。外用药物治疗也是皮肤病治疗的重要手段，局部用药时皮损局部药物浓度高、系统吸收少，因而具有疗效高和不良反应少的特点。药物经皮吸收是外用药物治疗的理论基础。

2.3.2.1 外用药物的剂型

（1）溶液（solution）

是药物的水溶液。具有清洁、收敛作用，主要用于湿敷。湿敷有减轻充血水肿和清除分泌物及痂皮等作用，如溶液中含有抗菌药物还可发挥抗菌、消炎作用，主要用于急性皮炎湿疹类疾病。常用的有 3% 硼酸溶液、0.05%~0.1% 小檗碱溶液、1:8000 高锰酸钾溶液、0.2%~0.5% 醋酸铝溶液、0.1% 硫酸铜溶液等。

（2）酊剂和醑剂（tincture and spiritus）

是药物的酒精溶液或浸液，酊剂是非挥发性药物的酒精溶液，醑剂是挥发性药物的酒精溶液。酊剂和醑剂外用于皮肤后,酒精迅速挥发,将其中所溶解的药物均匀地分布于皮肤表面,发挥其作用。常用的有2.5%碘酊、复方樟脑醑等。

（3）粉剂（powder）

有干燥、保护和散热作用。主要用于急性皮炎无糜烂和渗出的皮损、特别适用于间擦部位。常用的有滑石粉、氧化锌粉、炉甘石粉等。

（4）洗剂（lotion）

也称振荡剂,是粉剂（30%～50%）与水的混合物,二者互不相溶。有止痒、散热、干燥及保护作用。常用的有炉甘石洗剂、复方硫黄洗剂等。

（5）油剂（oil）

用植物油溶解药物或与药物混合。有清洁、保护和润滑作用,主要用于亚急性皮炎和湿疹。常用的有25%～40%氧化锌油、10%樟脑油等。

（6）乳剂（emulsion）

是油和水经乳化而成的剂型。有两种类型,一种为油包水（W/O）,油为连续相,有轻度油腻感,主要用于干燥皮肤或在寒冷季节的冬季使用;另一种为水包油（O/W）,水是连续相,也称为霜剂（cream）,由于水是连续相,因而容易洗去,适用于油性皮肤。水溶性和脂溶性药物均可配成乳剂,具有保护、润泽作用,渗透性较好,主要用于亚急性、慢性皮炎。

（7）软膏（ointment）

是用凡士林、单软膏（植物油加蜂蜡）或动物脂肪等作为基质的剂型。具有保护创面、防止干裂的作用,软膏渗透性较乳剂更好,其中加入不同药物可发挥不同治疗作用,主要用于慢性湿疹、慢性单纯性苔藓等疾病,由于软膏可阻止水分蒸发,不利于散热,因此不宜用于急性皮炎、湿疹的渗出期等。

（8）糊剂（paste）

是含有25%～50%固体粉末成分的软膏。作用与软膏类似,因其含有较多粉剂,因此有一定吸水和收敛作用,多用于有轻度渗出的亚急性皮炎湿疹等,毛发部位不宜用糊剂。

（9）硬膏（plaster）

由脂肪酸盐、橡胶、树脂等组成的半固体基质贴附于裱褙材料上（如布料、纸料或有孔塑料薄膜）。硬膏可牢固地粘着于皮肤表面,作用持久,可阻止水分散失、软化皮肤和增强药物渗透性的作用。常用的有氧化锌硬膏、肤疾宁硬膏、剥甲硬膏等。

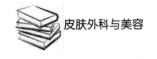
（10）涂膜剂（film）

将药物和成膜材料（如梭甲基纤维素纳、梭丙基纤维素纳等）溶于挥发性溶剂（如丙酮、乙醚、乙醇等）中制成。外用后溶剂迅速蒸发,在皮肤上形成一均匀薄膜,常用于治疗慢性皮炎,也可以用于职业病防护。

（11）凝胶（gel）

是以有高分子化合物和有机溶剂如丙二醇、聚乙二醇为基质配成的外用药物。凝胶外用后可形成一薄层,凉爽润滑,无刺激性,急、慢性皮炎均可使用。常用的有过氧化苯甲酰凝胶、阿达帕林凝胶等。

（12）气雾剂（aerosol）

又称为喷雾剂（spray）,由药物与高分子成膜材料（如聚乙烯醇、缩丁醛）和液化气体（如氟利昂）混合制成。喷涂后药物均匀分布于皮肤表面,可用于治疗急、慢性皮炎或感染性皮肤病。

（13）其他二甲基亚砜（dimethylsulfoxide,DMSO）

可溶解多种水溶性和脂溶性药物,也称为万能溶媒,药物的 DMSO 剂型往往具有良好的透皮吸收性,外用疗效好。1% ~5% 氮酮（azone）溶液也具有良好的透皮吸收性,且无刺激性。

2.3.2.2 外用药物的治疗原则

正确选用外用药物的种类。应根据皮肤病的病因与发病机制等进行选择,如细菌性皮肤病宜选抗菌药物,真菌性皮肤病可选抗真菌药物,变态反应性疾病选择糖皮质激素或抗组胺药,瘙痒者选用止痒剂,角化不全者选用角质促成剂,角化过度者选用角质剥脱剂等。

正确选用外用药物的剂型。应根据皮肤病的皮损特点进行选择,原则为:①急性皮炎仅有红斑、丘疹而无渗液时可选用粉剂或洗剂,炎症较重,糜烂、渗出较多时宜用溶液湿敷,有糜烂但渗出不多时则用糊剂;②亚急性皮炎渗出不多者宜用糊剂或油剂,如无糜烂宜用乳剂或糊剂;③慢性皮炎可选用乳剂、软膏、硬膏、酊剂、涂膜剂等;④单纯瘙痒无皮损者可选用乳剂、酊剂等。

详细向患者解释用法和注意事项。处方外用药后,应当给患者详细解释使用方法、使用时间、部位、次数和可能出现的不良反应及其处理方法等。

2.3.3   物理治疗

2.3.3.1   电疗法

电解术(electrolysis)用电解针对较小的皮损进行破坏,一般用 6V、1.5mA 的直流电。适用于毛细血管扩张和脱毛。

电干燥术(electrodesiccation)也称为电灼术,一般用较高电压、较小电流强度的高频电源对病变组织进行烧灼破坏。适用于较小的寻常疣、化脓性肉芽肿等。

电凝固术(electrocoagulation)一般用比电干燥术电压低、电流强度大的高频电源,可使较大较深的病变组织发生凝固性坏死。适用于稍大的良性肿瘤或增生物。

电烙术(electrocautery)用电热丝对皮损进行烧灼破坏。适用于各种疣和较小的良性肿瘤。

2.3.3.2   光疗法

红外线(infrared ray)波长为 760~1500nm,其能量较低,组织吸收后主要产生温热效应,有扩张血管、改善局部血液循环和营养、促进炎症消退、加速组织修复等作用。适用于皮肤感染、慢性皮肤溃疡、冻疮和多形红斑等。

紫外线(ultraviolet ray)。分为短波紫外线(UVC,波长 180~280nm)、中波紫外线(UVB,波长 280~320nm)和长波紫外线(UVA,波长 320~400nm),UVB 和 UVA 应用较多;其效应有加速血液循环、促进合成维生素 D、抑制细胞过度生长、镇痛、止痒、促进色素生成、促进上皮再生,此外还有免疫抑制作用。适用于玫瑰糠疹、银屑病、斑秃、慢性溃疡、痤疮、毛囊炎、疖病等。照射时应注意对眼睛的防护,活动性肺结核、甲亢或严重心、肝、肾疾病、光敏感者禁用。

窄波 UVB(narrow-band UVB)波长为 311nm,由于波长单一,从而防止了紫外线的许多不良反应,治疗作用相对增强。窄波 UVB 是治疗银屑病、白癜风等疾病的最佳疗法之一,窄波 UVB 治疗白癜风有效率达 75% 以上,比 PUVA 疗法更有效。不良反应很少。

光化学疗法(pHotochemotherapy)。是内服或外用光敏剂后照射 UVA 的疗法,原理为光敏剂在 UVA 的照射下与 DNA 中的胸腺嘧啶形成光化合物,抑制 DNA 的复制,从而抑制细胞增生和炎症。一般方法为口服 8-甲氧沙林(8-methoxypsoralen,8-MOP)0.6mg/kg 2 小时后或外用 0.1%~0.5% 8-MOP 酊剂 0.5~1 小时后进行 UVA 照射,先由 0.3~0.5 最小光毒量开始,一般为 0.5~1J/cm^2,后逐渐增加,每周 3 次,大部分皮损消退后次数逐渐减少,部分患者需进行维持治疗。适用于银屑病、白癜风、原发性皮肤 T 细胞淋巴瘤、斑秃、特应性皮炎等。不良反应包括白内障、光毒性反应、皮

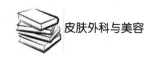

肤光老化、光敏性皮损等,长期应用有致皮肤癌的可能,禁忌证包括白内障、肝病、卟啉病、着色干皮病、红斑狼疮、恶性黑素瘤、儿童及孕妇等;治疗期间禁食酸橙、香菜、芥末、胡萝卜、芹菜、无花果等,忌用其他光敏性药物或与吩噻嗪类药物同服。

激光(1aser)。激光的特点是单色性好、相干性强和功率高。近年来皮肤科激光治疗进展迅速,不断有新的激光开发成功,用于治疗太田痣、文身、去除皮肤皱纹和嫩肤等。皮肤科常用的激光主要有以下几类:

光动力疗法(pHotodynamic therap,PDT)原理是光敏剂进入体内并在肿瘤组织中聚集,在特定波长激光的照射下被激发,产生单态氧或其他自由基,造成肿瘤组织坏死,而对正常组织损伤降至最低。皮肤科应用最多的光敏剂是氨基乙酰丙酸,是一种卟啉前体,一般外用后 4~6 小时照射;常用光源有氩离子染料激光(630nm)、非连续性激光(卟啉可用 505、580、630nm)、脉冲激光(金蒸气激光)等。适应证有基底细胞上皮瘤、Bowen 病、鳞状细胞癌等皮肤肿瘤。不良反应为局部灼热感、红斑、疼痛。

2.3.3.4 微波疗法

微波(microwave)可使组织中电解质偶极子、离子随微波的频率变化而发生趋向运动,在高速振动和转动中互相摩擦产生热效应和非热效应。适用于各种疣、皮赘、血管瘤、淋巴管瘤、汗管瘤等的治疗。

2.3.3.5 冷冻疗法

冷冻疗法(cryotherapy)是利用制冷剂产生低温使病变组织坏死达到治疗的目的,细胞内冰晶形成、细胞脱水、脂蛋白复合物变性及局部血液循环障碍等是冷冻的效应机制。冷冻剂主要有液氮(-196℃)、二氧化碳雪(-70℃)等,以前者最为常用;可选择不同形状、大小的冷冻头进行接触式冷冻,亦可用喷射式冷冻;冻后可见局部组织发白、肿胀,1~2 天内可发生水疱,然后干燥结痂,约 1~2 周脱痂。适用于各种疣、化脓性肉芽肿、结节性痒疹、瘢痕疙瘩、浅表良性肿瘤等。不良反应有疼痛、继发感染、色素变化等。

2.3.3.6 水疗法

水疗(hydrotherapy)也称浴疗,是利用水的温热作用和清洁作用,结合加入药物的药效治疗皮肤病。常见的有淀粉浴、温泉浴、人工海水浴、高锰酸钾浴、中药浴等。适用于银屑病、慢性湿疹、瘙痒病、红皮病等。

2.3.3.7 放射疗法

放射疗法(radiotherapy)是用射线照射治疗疾病的方法,皮肤科常用的放射源有浅层 X 线、核素,常用核素主要为 32 磷和 90 锶等。适应证包括各种增殖性皮肤病如血管瘤(特别是草莓状和海绵状血管瘤)、瘢痕疙瘩、恶性肿瘤如基底细胞上皮瘤、鳞状细胞癌、原发性皮肤 T 细胞淋巴瘤等,也可用于脱毛、止汗等。在阴囊、胸腺、甲状腺、乳腺等部位进行治疗时,一定要注意对腺体的保护。

2.3.4 皮肤手术治疗

皮肤外科治疗可用于皮肤肿瘤切除、皮肤创伤清理、活体组织取材、改善或恢复皮肤异常功能及美容整形。常用的皮肤外科手术如下:

2.3.4.1 切割术

以特制的五锋刀做局部切割,可破坏局部增生的毛细血管及结缔组织。适用于酒渣鼻,尤其是毛细血管扩张明显和鼻赘期更佳。

2.3.4.2 皮肤移植术

包括游离皮片移植术、皮瓣移植术和表皮移植。游离皮片有刃原皮片(刃厚约 0.2mm,含少许真皮乳头)、中厚皮片(约为皮肤厚度的 1/2,含表皮和部分真皮)和全层皮片(含真皮全层);适用于烧伤后皮肤修复、浅表性皮肤溃疡、皮肤瘢痕切除后修复等。皮瓣移植因为将相邻部位的皮肤和皮下脂肪同时转移至缺失部位,因有血液供应,故易于成活;适用于创伤修复、较大皮肤肿瘤切除后修复等。自体表皮移植为用负压吸引法在供皮区和受皮区吸引形成水疱(表皮下水疱),再将供皮区疱壁移至受皮区并加压包扎;适用于白癜风、无色素性痣的治疗。

2.3.4.3 毛发移植术

包括钻孔法、自体移植法、头皮缩减术、条状头皮片、带蒂皮瓣和组织扩张术与头皮缩减术的联用等。适用于修复雄激素源性秃发等。

2.3.4.4 体表外科手术

用于活检、皮肤肿瘤、囊肿的切除、脓肿切开引流、拔甲等。

2.3.4.5 腋臭手术疗法

适用于较严重腋臭。有三种手术方法:

全切术:切除全部腋毛区的皮肤,适用于腋毛范围较小者。

部分切除加剥离术:切除大部分腋毛区皮肤,周围剩余腋毛区用刀沿真皮下分离,破坏顶泌汗腺导管和腺体,然后缝合皮肤。

剥离术:沿腋窝的皮纹切开皮肤 3~4cm,用刀将腋毛区真皮与皮下组织分离,破

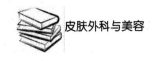

坏所有的顶泌汗腺导管和腺体,然后缝合。此术后瘢痕小,对特殊工种患者较合适。

2.3.4.6 皮肤磨削术

利用电动磨削器或微晶体磨削皮肤,达到消除皮肤凹凸性病变的目的。适用于痤疮和其他炎症性皮肤病遗留的小瘢痕、雀斑、粉尘爆炸着色等。瘢痕体质者禁用。

2.3.4.7 Mohs 外科切除技术

将切除组织立即冰冻切片进行病理检查,以决定进一步切除的范围。适用于体表恶性肿瘤如基底细胞上皮瘤、鳞状细胞癌的切除,此法的皮肤肿瘤根治率可达 98%以上。

3　皮肤病的手术治疗技术

3.1　概述

3.1.1　术前评估

进行任何外科治疗前,完整的术前评价是非常重要的,包括:既往病史、药物过敏史(尤其是对局麻药的过敏),正在进行的药物治疗(阿司匹林、法华令等),是否安装心脏起搏器,以前外伤感染史,或最近植入体的有关用药情况,或心内膜炎史。

3.1.1.1　皮肤病的诊断

正确的诊断是皮肤外科治疗的前提。只有正确的诊断或考虑全面的鉴别诊断才能使选择的外科治疗手段最适合病情。这要靠皮肤病学的专业知识以及其他非创伤性辅助诊断技术。盲目的进行皮肤外科操作可能会给病人带来痛苦。

3.1.1.2　其他疾病的诊断

要了解病人的既往病史和系统病史。有时候皮肤病的表现仅仅是系统疾病的表现之一,单纯的外科治疗皮肤病变对系统性疾病不一定有益。而有些机体其他的疾病对皮肤外科治疗又构成危险,如凝血障碍疾病,内置人工假体,心内膜炎史,既往外伤感染史等。这关系到是否使用预防性抗生素。

3.1.1.3　伴随药物的使用

了解病人的用药史非常重要。尤其是对局麻药的过敏史。抗凝血药物(阿司匹林、法华令等)的使用。真正对局麻药过敏的人很少,但血管迷走神经反应却是常见的,要正确区分以备选择局麻药时参考。通常阿司匹林的药效会持续 1 周,而华法令(warfarin,丙酮苄羟香豆素)的药效维持 24 小时。手术前停用有关的药物要和病人的专科医生讨论,权衡利弊再做决定。

3.1.1.4　知情同意

术前和病人讨论病情也是非常重要的步骤,包括疾病的诊断,可选择治疗的方法,

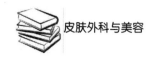

各种治疗方法的优缺点,治疗操作中的可能出现的状况和处理办法。要倾听病人对治疗的看法,和病人讨论他们所担心的问题。某些复杂的治疗要让病人有充足的时间考虑或和家人商量。手术前一定要得到有病人签名的手术知情同意书。这样能够让医患充分交流和合作,达到最佳治疗效果,并减少医疗纠纷。

3.1.1.5 预防性抗生素

在进行小的环钻和刮除术活体检查前,不使用抗生素。但在准备较大的切除术或在黏膜进行手术前要考虑给抗生素预防感染的发生。在某些高度危险的部位进行手术前,在病人有心内膜炎危险时或最近接受假体植入治疗的病人,尽管预防性抗生素使用是合理的,但文献上指出,如果没有特别的指征还是不建议在手术前后使用抗生素。先锋霉素 IV(头孢氨苄,CepHalexin)是常用的抗生素,用量为手术前 1 小时,口服 1g,或手术前几分钟肌肉注射 1g,手术后 6 小时口服 500mg。对青霉素过敏者可用大环内酯类和喹诺酮类抗生素。

3.1.2 手术器械

3.1.2.1 常用皮肤外科器械

皮肤外科手术常使用#15 刀片和 3 号刀柄。皮肤拉钩能帮助我们扩大手术视野又不伤及皮肤。刮匙是皮肤外科很有用的器械。刀片最好使用消毒的一次性单独包装的碳钢刀片,不要使用普通钢制刀片(见表 3 - 1)。

表 3 - 1　常用皮肤外科器械

刀柄 3#	刀片 15#
刮匙 3mm,5mm	持针器
分离剪	皮肤拉钩,双齿
止血钳	镊子
棉拭子	无菌纱布
缝合材料	

3.1.2.2 缝线

缝线的目的是保持伤口闭合直到修复达到成熟。在手术后 1 ~ 2 周内伤口本身的抗拉强度只有大约 7% ~ 10%。在这个最脆弱的时期中由缝线提供支持。在第一个月伤口最容易裂开的危险期中使用可吸收性、包埋、皮下缝线是非常重要的。浅表的伤口缝合能够使表皮伤口边缘精细的对合,因此来提高美容效果。表 3 - 2 列出了一些国内有的缝线。

表 3 - 2　常用皮肤缝合材料

可吸收缝合线
肠线（gut, chromic）
合成材料
聚乙交酯纤维（polyglycolic acid, Dexon）
聚乳酸羟基乙酸（polyglactin 910, Vicryl 薇乔）
聚二氧六环酮（polydioxanone, PDS）
聚甘醇碳酸（polytrimethylylene carbonate, Maxon）
poliglecaprone 25, Monocryl
不可吸收缝合线
丝线（silk）
尼龙线（nylon）
聚丙烯线（polypropylene）
聚酯线（polyester）
聚丁烯酯线（polybutester）

3.1.2.3　电凝器

电凝器在皮肤外科中很重要。充分的止血对预防手术并发症和伤口的愈合非常重要。电凝止血主要针对皮下组织的小血管出血，一般不要用于缝合的创面从而不利于伤口的愈合。止血时要使用适当的功率。当病人安装有起搏器时必须非常小心地使用电凝器，无论单极和双极电凝装置都可能产生问题。明智的办法是和负责病人起搏器的心脏科医生联系，听取他们的意见。同样的，心脏科医生也需要在手术后重新评估病人的起搏器。

3.1.3　麻醉剂的选择

3.1.3.1　常用麻醉剂的性质

局部麻醉药分成主要的两大组:酯类和酰胺类。两类结构上都有一个芳香部分、一个酰胺部分,和一个中间链。酯类和酰胺类麻醉剂的化学区别在于和中间链的连接。酰胺类和酯类主要区别是他们的代谢部位不同。酯类在血浆中被拟胆碱酯酶水解,而酰胺类在肝脏中被微粒体氧化酶缩降解。酰胺类麻醉剂容易引起有肝脏疾病的

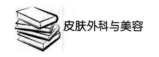

病人中毒。

利多卡因是目前最常用的局部麻醉剂,因为其起效快和毒性低。酯类一般不常用,是因为它们容易引起过敏反应。一般的原则是,长效麻醉剂的最大安全剂量低,而且起效时间长。对大多数一般的皮肤外科手术,用1%的利多卡因;对神经阻滞麻醉,2%非常有用。1%利多卡因最大安全剂量大约30cc(普通)或50cc(加肾上腺素)。布比卡因和依替卡因是长效的麻醉剂,但起效时间长。它们有时和利多卡因混合使用,来发挥它们各自的优点,虽然混合使用的效果是不可预测的,推断的优势仅仅是理论上的。混合的麻醉药物可能只显现其中某一种药物的特性。

3.1.3.2　麻醉剂添加剂

加入血管收缩剂可以减少出血、减少麻醉剂的使用量、减少麻醉剂的吸收、减轻毒性、并延长持续时间。肾上腺素是最常加入的血管收缩剂,一般的是1:100000的浓度。更高的肾上腺素浓度会增加副作用,包括烦躁、焦虑、心动过速、心悸和血压升高。给原有心脏病的病人使用肾上腺素要很小心,可以用1:200000或更小的浓度。对有严重心脏病的病人可以用去氧肾上腺素(单纯的 α⁻拮抗剂)代替肾上腺素。

肾上腺素完全起效要在7～15分钟后。尽管利多卡因起效非常快,但还是要等10分钟左右,待肾上腺素完全起作用。肾上腺素一定不能用于手指或脚趾,也不能用于龟头。和一般人认为的相反,肾上腺素用于鼻尖和耳是安全的。在大片皮瓣和皮肤移植时使用肾上腺素要小心,因为肾上腺素会影响血液供应。

3.1.3.3　麻醉剂的过敏反应

真正对酰胺类(如利多卡因)过敏是很少见的。所有过敏反应中,少于1%的人是真正的过敏体质,可能是由于麻醉剂中加入的防腐剂,尤其是paraben造成的。对酯类的过敏反应实际上可能是对肾上腺素的反应(心悸、头昏、眼花)和/或者是对注射本身的迷走神经反应。酰胺类和酯类之间没有交叉反应。

3.1.3.4　膨胀麻醉

这一技术最早是用于吸脂手术,能够注入大量稀释的利多卡因(0.05%～0.1%)。用这种溶液能够对大面积的区域麻醉,其安全浓度可达35～50mg/kg。

3.1.4　伤口的愈合和瘢痕

3.1.4.1　一期愈合

通常是指术后缝合的伤口。伤口愈合的炎症期大约开始在伤口切开后12小时,最高峰在 36 小时,通常在第五天消退。增生期最早开始在 24 小时后,高峰大约在第八天,但持续达 45～60 天。最直接反映伤口抗拉强度的成熟期,是在手术后第六天就开始,最高峰大约在第二个月,在第六个月缓慢恢复到正常。抗拉强度是决定伤口能够抵抗外力的因素,在术后第六天出现,继续上升到大约第 45 天,并随着伤口成熟过程缓慢增强达一年之久。

3.1.4.2　二期愈合

经常选择的伤口闭合的方法并不能完全修复。二期愈合是一个自身的修复过程,是由纤维细胞和成肌纤维细胞的收缩活动所完成的。这样的收缩过程每天进行 0.75 毫米。圆形伤口比矩形或星型伤口收缩慢。许多因素影响伤口愈合,据报道最重要的因素是病人的年龄。一般来讲,年轻人愈合得好,但更容易形成增生性斑痕;而老年人,尤其是那些有日光照射历史的人,美容效果更好。

表皮的愈合在潮湿的环境下最好。当伤口暴露于空气中,创面变干并将延缓表皮的生长。湿润伤口快速愈合已经被证明提高愈合速度达 50%。

3.1.4.3　瘢痕

胶原合成是许多很小的亚单位通过编排逐渐形成复杂的索状结构。原胶原多聚体的亚单位形成胶原纤维本身。一旦胶原纤维形成,他们通过赖氨酰氧化酶交联形成成熟胶原。伤口愈合的早期阶段过后,此时胶原已经重建,新上皮已经移动到伤口基底以上。在组织修复的六个月内,瘢痕组织高速发展。大概是为对抗开裂,瘢痕机制好像过度代偿,会有增生性瘢痕出现。随着时间的推移,瘢痕胶原重塑,使得在早期阶段出现增厚、难看的红色凸出组织,一年后会变平,萎缩或变白。基本上成熟阶段是一个胶原产生和破坏的平衡阶段。

3.1.5　手术并发症

外科并发症是不可避免的。无论医生多么熟练,无论病人多么服从,副作用和没有预料到的情况总会出现的。一个很重要的预防步骤是知情同意。病人和医生都必须认识到,无论如何简单的手术,都带有不良结果的风险。4 种最常见的并发症,可以像多米诺骨牌样连续发生:出血可以导致血肿,这会导致感染;接着可以导致坏死,可能会接着出现伤口裂开。

3.1.5.1　出血

出血的问题是诊所外科中最常遇到的并发症。出血的问题可以通过认真术前评估和准备得以预防。术中出血可以根据情况处理直到手术区域干燥为止,术后出血通

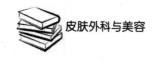

常可以通过仔细的止血得以预防。处理方法如下:

早期手术后大部分的出血发生在手术后6小时。血液可能通过缝线渗出并浸湿敷料,或者聚集在缝线下伤口的无效腔里形成膨胀性的血肿。如果血肿很小,可以通过伤口对合线的一个小口挤出来或吸出来,但通常的是要完全的拆开缝线以清除血肿并找到出血来源。

晚期手术后出血有时如果血肿很小,或隐秘发展,病人可能没有察觉或报告。血肿可能在手术后5~7天拆线时才被发现。如果没有伤口张力加大或影响正常愈合的证据,可以让血肿在那里慢慢吸收。

3.1.5.2 感染

在门诊的皮肤外科手术的发生感染少见(1%~3%)。但是当伤口感染确实发生时,它会造成愈合时间延长和破坏最终的美容效果。感染率会基于不同因素而变化,包括手术的复杂程度、伤口污染程度、手术技术和宿主因素。某些解剖部位比较容易产生皮肤感染,包括会阴部、腋下和下肢。总的来说头部和颈部的皮肤手术会相当好,因为有丰富的血液循环,但是鼻周围部位会增加感染的危险性,因为鼻部可能存在葡萄球菌。

如果有流出物,要作革兰染色、细菌培养和药物敏感试验。很多时候伤口只有发红和发炎但是没有脓性分泌物。大多数人感染是由于金黄色葡萄球菌引起的。根据经验最好的抗生素治疗包括一个抗青霉素酶的青霉素或红霉素(除非感染是来源于医院)。

在大多数情况下,如果有感染就需要拆除缝线。缝线通过影响正常宿主的抵抗力而容易引起感染。如果出现一个脓肿,一定要引流并且这个区域要冲洗。

3.1.5.3 伤口坏死或组织死亡

是由于循环障碍和组织缺血造成。最主要的引起组织缺血和坏死的原因是伤口边缘过度的张力。这包括缝线打结过紧,不充分或者不恰当的皮下分离,一个膨胀的血肿,和感染有关的水肿和肿胀,或者只是单纯的伤口边缘被过大的张力牵拉在一起。

预防:正确使用皮下包埋缝线将有助于在放置表皮缝线前减少伤口的张力。吸烟者特别会增加组织缺血和坏死的危险,尤其在做皮瓣或皮肤移植后。应当强烈的告诫病人在手术前2~3天停止或减少吸烟并且至少在手术后5~7天不要吸烟。

3.1.5.4 伤口分开,或裂开

通常是由于感染或出血引起。感染和出血都可以引起肿胀、水肿和伤口的张力。

另外,这些并发症可能需要提前拆除缝线,也导致裂开。对伤口的直接创伤或过度活动也会导致伤口裂开。在有张力的区域没有使用深层的缝线,在表皮缝线拆除后也会造成裂开。

处理:伤口裂开的处理要看原因和时间。在术后 24 小时内因创伤造成干净的开裂,可以立即再缝合。由于感染并发的裂开应当二期愈合,晚期裂开(24 小时后)如果不希望再缝合也可以二期愈合。

3.1.6 Mohs 外科介绍

1930 年代,美国 Frederic E. Mohs 发展了一种新的皮肤肿瘤切除手术,即运用显微镜在三维方向确定完整的皮肤肿瘤切除边缘。运用分层切除技术加上显微镜下的观察,能够最大限度地切除肿瘤,并且最大限度的保留正常皮肤组织。这种技术最适用于处理面部的肿瘤,因为在面部保留尽可能多的正常皮肤对保持功能和恢复美容非常重要。Mohs 外科也是必须由掌握了皮肤病学、皮肤病理学和皮肤外科学知识和技术的皮肤外科医师操作的治疗方法。

传统的椭圆形切除术的标本在镜下是观察某一个方向的纵切面,而肿瘤常常是呈不规则的蟹形生长的,即使切除肉眼所见肿瘤的周围 0.5 ~ 1.0cm 的边界,仍不能确保完全的切除了肿瘤。使用这种技术切除的肿瘤治愈率达 95% 以上,其复发率是所有的皮肤肿瘤治疗技术中最低的。

现代最常用的方法是利用冰冻组织病理切片技术,可以很快地得到结果。所以除了很大的切除,一般的 Mohs 手术可以在门诊进行。基本操作步骤:

①底面呈碟样的切除肿瘤,在卡片上标注切除肿瘤的部位和方向。

②根据需要分割标本,在分割纵切面上用不同颜色的染料染色。并在卡片上标记。

③翻转标本,包埋在冰冻切片包埋液中。

④切片,染色,封片。

⑤显微镜下观察。根据观察结果在卡片上标记残留的肿瘤。这样就完成了一个 Mohs 手术切除过程,称之为一"层"。根据卡片标记的残留肿瘤部位,在肿瘤上有针对性的扩大切除。再从步骤①到⑤的进行下一层的切除。直到显微镜下见不到肿瘤。

⑥进行皮肤缺损的修复。有时肿瘤切除后遗留的缺损比较大,有些需要皮肤外科医师进行整形重建技术修复,必要时也可以和整形科医师联合,特殊复杂的病例可以由他们接手治疗。

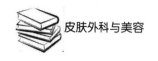

在 Mohs 手术过程中,实验室的标本处理非常重要,只有正确和准确的操作才能保证手术的成功。

3.1.7　皮肤外科实践中的风险管理

皮肤外科中的操作将会留下永久性瘢痕,这种永久性瘢痕所有人都会看到。和美容操作有关的医疗－法律风险与为诊断治疗皮肤肿瘤而进行的外科操作不同。对为诊断和治疗肿瘤而操作的效果不满意而提起投诉或法律诉讼情况很少见。但是对皮肤美容手术的结果不满意而提起的法律诉讼就比较多。为了尽可能的减少这方面的问题,我们提一些建议。

要和病人一起考虑有关的诊断、治疗、其他可选择的治疗方法、相关的风险和利益。在这种情况下,有必要解释治疗失败所造成的影响。病人和医生对瘢痕的认知是很不同的,但要给病人强调,瘢痕是一个正常愈合过程的结果,病人本身的体质和医生的技术一样会影响最终的效果。最终的结果不是是否留有瘢痕的问题,而是如何使瘢痕不明显。

作为一个关心病人的医生,要考虑迅速做出诊断,并选择一个有效的和先进的治疗方法。如果病人理解这些动机,则不论结果如何,法律诉讼的机会就少,但要全面地告诉病人准备进行操作的各项风险和效果。当手术的所有方面都讨论过,并确定病人没有其他问题后,就要签署一份标准的知情同意书。

各种有关的文件是很重要的。记录所有和病人交谈的重点,并记录操作本身。操作记录尽量详细,使得以后医生本人或其他医生能够确切的理解曾经进行的操作。要妥善保管相关的文件和记录。

照像是皮肤外科学中重要的组成部分。它记录原始皮损的形态,术中、术后和恢复后的改变。对于提高技艺、辅助教学和学术交流有非常重要的意义。如果不用于商业目的,由照片引起的法律诉讼是比较少的。但如果是面部的照相则要谨慎的处理。一般在使用面部照片时常遮盖人像的双眼。如果可能的话,尽量不要展示整个面部的照片。对于特别挑剔的病人可考虑签署照片使用的附加知情同意书(见附录)。如果有关照片将用于商业目的,则应求助于法律专业人士。

随着民众法律意识的提高,新的治疗手段的发展,有关皮肤外科的法律诉讼也会随之增加。这就要求我们要真正的从病人的利益出发,提高自己的技术水平,敏锐地发现新问题,将有关的问题解决在诉讼发生之前。

3.1.8　皮肤外科的非手术技术因素

手术技术精湛与否是评价皮肤外科医师的一项重要指标,然而单纯的手术技术因素不足以保证皮肤外科的成功开展,还有许多环节会对手术的过程、结果以及皮肤外科这一学科的可持续发展产生巨大影响。下面试举几例说明非手术技术因素在皮肤外科开展过程中的重要性。

在手术过程中,医生无疑是一个重要环节。医生必须具备精湛的技术,但是除此以外对医生本身的要求还有许多,诸如责任心,与患者的沟通能力,预期突发事件的灵敏性,以及处理问题的灵活、果断性等,甚至手术当时医生的身体、精神状态,都会直接影响到手术的结果。故而皮肤外科医生在钻研手术技术之余,还要关注自己其他方面能力的培养和状态的调整,在主观上刻意要求自己全方位应对皮肤外科职业对医生的要求。

患者是手术的对象,其对手术成效的影响常常被忽视。有些患者对手术效果的期待值过高,或者对手术缺乏信心。例如以美容为目的浅表肿物切除,患者往往对手术效果有过高的期盼,使得手术效果的最终评价大打折扣。还有些患者对手术风险不认同,或不能主动配合手术。例如儿童和过度紧张的患者,也会对手术效果产生不利影响。因此手术之前医生一定要做好患者的术前教育及沟通工作,以便让患者在心理和生理上都达到一个适应手术的最佳状态,让患者成为手术成功的加分因素。

手术过程实际上是一个流程的问题。许多医生把大量精力投入到皮瓣成形等技巧方面,却忽视了流程中许多重要的环节。比如前面提到的术前评估和术后随诊。重视手术流程,还有体现在提高工作效率,保证工作质量方面。就如同“肯德基”、“麦当劳”在规范化流程下保证了不同时间、不同地点却同一味道同一效率,皮肤外科规范化流程保证了手术质量的同一性、高效性。作为皮外科医生应当根据自己手术室的具体情况制定具有自己特点的规范化工作流程。

一支优良的护理、技术员队伍对于成功开展皮肤外科也非常重要。手术室护士平时起到大管家的作用,她要负责手术室的维护、手术室与医院其他部门的沟通、手术室许多资料的整理归纳等;手术前后,护士还能协助医生与患者沟通,帮助医生完成某些医疗处理;在手术过程中护士还是医生的得力台上助手;对于 Mohs 显微外科手术、植发手术来说,护士和技术员更是起到了关键技术支持作用。总之,没有一支得力的护士、技术员队伍,手术室就无法正常开展工作,所以说皮肤外科手术相关的人力因素不只是医生和患者。

除了人员因素以外,手术成功与否还得益于硬件的配置。从手术床到手术灯,从刀剪线等手术器械到电凝器,无一不对手术质量具有重要影响。手术相关药品的合理配制与保存也直接会影响到手术的效果。

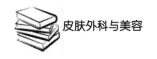

皮肤外科作为一门学科,要满足患者的需求,使患者满意,而且还应该通过医教研等形式达到学科可持续发展的目的。为了满足医教研的需要,除上述因素以外,还有许多围手术管理内容也显得非常重要。比如病历、影像资料的管理;手术室卫生经济学统计,等等。

皮肤外科的正常运转、成功发展是依靠许多必要条件的,手术技术只是其中一个方面。皮肤外科的实施是一项系统工程,只有全面达标才能让患者满意,才能使学科可持续发展,否则在木桶原理下,任何一个环节的欠缺都可能导致不可估量的负面作用。

3.2 游离皮肤移植术

皮肤由表皮、真皮两层构成。广义的皮肤概念,还可包括皮下组织,共计3层。附有毛发、皮脂腺、汗腺、指(趾)甲等。成人总面积 $1.2 \sim 2.0 m^2$,重量约占人体体重的16%。由于人体结构的差异,身体各部位的皮肤厚薄不等。背部和四肢伸面的皮肤比腹部和屈面的厚。全身以眼睑的皮肤最薄,头皮最厚。表皮厚度由 $0.2 \sim 1.4mm$,但手掌及足底的表皮厚约 $1.5mm$。眼睑的表皮很薄,小于 $0.1mm$。一般真皮的厚度由 $0.4 \sim 2.4mm$,背部皮肤的真皮较厚,约为其表皮厚度的 $30 \sim 40$ 倍。另外,同一部位的皮肤厚度,也随不同年龄、性别、职业等面有差异。小儿皮肤较成人薄,女性较男性薄。老年人皮肤又比其在壮年及中年时期的表皮变薄,真皮乳头层变平。

皮肤颜色的深浅主要取决于其黑色素和胡萝卜素含量的多少,也与真皮内血液供应的情况、表皮的厚薄以及生活环境中接触紫外线照射的多少有关。黑色素在表皮和真皮细胞中呈现为黑色或棕色颗粒,胡萝卜素存在于真皮和皮下组织中,是皮肤呈现黄色的物质基础。真皮血管床内所含的氧合血红蛋白赋予皮肤以微红色。在不同的人种,不同的个体和部位以及不同的生理状态和生活环境下,使皮肤呈现不同的肤色。

3.2.1 皮片的分类

采用游离植皮的皮肤常简称为皮片。皮片有几种分类方法,最常见的是:按其来源分为自体、同种、异种皮片。按其厚度分类可分为刃厚皮片、中厚皮片、全厚皮片和含真皮下血管网皮片四种。

3.2.1.1 刃原皮片

又称表层刃厚皮片,平均厚度 $0.3mm$ 左右,它包含皮肤的表层及少量的真皮乳突层。其特点:真皮含带少,皮片菲薄,易于成活,具有较强的抗感染力,容易切取,供皮区不受限制,愈合迅速。缺点:弹性差,易于挛缩,不耐摩擦,色泽深暗,外形不佳。主要用于肉芽创面,大面积烧伤及撕脱伤皮肤缺损的覆盖。Gallico 曾用自体皮培养不含真皮的表皮细胞覆盖烧伤创面,与刃厚皮片相似。

3.2.1.2 中厚皮片

平均厚度为 0.3~0.6mm,根据所含真皮层的厚度,又分为薄中厚皮片和厚中厚皮片两种。前者约包含真皮 1/3 厚度;后者可达真皮厚度的 3/4。中厚皮片的优点含有较多的弹力纤维,收缩力小,能承受压力和耐磨,抗感染能力强,外观及质地较好,供皮区还能借以毛囊、皮脂腺、汗腺上皮的生长而自行愈合。在整形外科中广泛应用,尤其是各关节功能部位的皮肤移植。

3.2.1.3 全厚皮片

此皮片包含表皮与真皮全层,但不带皮下组织。全厚皮片的实际厚度,随年龄、性别及身体不同部位各异。全厚皮片柔软而具 弹性,收缩性小,耐磨与持重,皮色、纹理、质地近似正常皮肤,外形及功能也较好。主要修复面部及功能部位(如关节周围,手掌,足底等)的皮肤缺损。缺点是对供皮区条件要求较高,感染创面及瘢痕较多血循环较差的部位,不宜 成活。另外,供皮区不能自行愈合,多用其他部位刃厚皮片移植。

3.2.1.4 含真皮下血管网皮片

它除包含表皮层及全部真皮层外,还保留真皮下血管网及少许皮下脂肪,也有称其为血管网皮片。此皮片始用于 1979 年,由日本人冢田贞夫首先创用。优点,如果移植成活,其外形、色泽、质地与功能,均具有明显的优越性。缺点:移植条件和技术要求很高,成活率不够稳定,因而限制了这类植皮方法的推广应用范围。

3.2.2 皮肤移植的适应证

植皮术就是在自身健康皮肤处(供区)取下一部分皮肤,用来覆盖切除了瘢痕的区域(受区)。供区的皮肤需要在受区得到新的血管供血才能够成活。一般情况下,自体皮肤移植成功的几率很大,但也有植皮不成活的可能。此外所有的植皮,都会在供区留下瘢痕。

3.2.2.1 皮肤缺损的影响

当外伤或手术因素造成皮肤连续性被破坏和缺损时,必须及时予以闭合,否则可

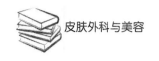

能产生常见的创面急性或者慢性感染,如有重要血管、神经、肌腱失去皮肤软组织的保护,则可导致创伤加深、加重。较大面积皮肤缺损时,可导致水、电解质、蛋白质的过量丢失,敬酒可致机体营养不良。创面瘢痕愈合影响美观或合并功能障碍时,日后需行整形治疗。

3.2.2.2 皮肤移植的适应证

外科医师面对创口,应对其所在部位、大小、深度、重要结构暴露的程度等作全面评估,再制定修复计划。考虑修复方法时,要优先选择简单的手段。可供临床选择的基本方法有:①游离创口周围皮下组织后直接缝合;②皮片移植;③局部领近皮瓣移植;④远位皮瓣移植;⑤游离皮瓣移植;⑥皮肤软组织扩张术。其中皮片移植简单易行,可用于人体任何部位皮肤缺损的修复,只要受区有足够的血供来维持移植皮片生存的需要。皮片移植不适用于:①去除骨膜的皮质骨面及去除软骨膜的软骨面;②去除腱膜的肌腱;③去除神经外膜的神经;④放射治疗后的组织;⑤感染创口,细菌数 >105/g;⑥溶血性链球菌感染的创口;⑦异物存留,如钢板、螺钉、硅橡胶、羟基磷灰石等。

虽然整形医师在植皮中会采用种种方法以增强植皮后的美容效果,但由于植皮后总会有一圈痕迹,要想做到与周围皮肤完全一致,看不出破绽,目前还有一定困难。因此,除了面部一些较大的黑痣或组织缺损等一些必须植皮的人以外,对于脸上疤痕不明显者,是不适于做植皮整形的。

3.2.3 皮片的切取

皮片切取的方法有很多,方法的选择主要由所取皮片的厚度,部位所决定。全厚皮片及真皮下血管网皮片多采用手工取皮法;而断层皮片多采用专用器械取皮,所选器械不同,取皮的厚度也不同。例如滚轴刀所取皮片多偏薄,为刃厚皮片、中厚皮片;鼓式取皮机所取皮片偏厚,多为厚中厚皮片;而电动取皮机可自由调节刻度,厚薄均可。

3.2.3.1 全层皮片切取

一般采用手工取皮法多用手术刀切取。取皮前先用不易变形的布片或塑料膜片剪成与受区创面的形状和大小相同的模型,然后将模型平放在供皮区皮肤上面,用亚甲蓝或手术刀轻轻刻画其轮廓。切取皮片时,可按轮廓线切开皮肤全层至显露出皮下脂肪层为度,再自创缘的一端作2~3针牵引线。用手术刀将全层皮片与其皮下脂肪之间进行分离切取皮片。在切取过程中,可用示指横放在皮片下,以便于操作。

3.2.3.2　刃原皮片切取

可采用取皮刀片取皮法、滚轴刀取皮法、鼓式取皮机取皮法和电动取皮机取皮法。

（1）取皮刀片取皮移植法

手术体位、麻醉方法、消毒、铺单及其他术前准备相同。取皮刀片及供皮区涂沫适当量的液状石蜡。助手双手掌将供皮区压紧绷平；或术者及助手各用一块木板置于供皮区两端，使供皮区皮肤绷紧，术者可徒手持取皮刀片，或用止血钳、小取皮刀架夹持保险刀片，将刀片从一端开始向另一端作前、后幅度不大的移动或拉锯式的推进。一般讲，刀片和皮肤表面呈 10°～15°角左右。其厚度同刀刃与皮肤的夹角（角度越大越厚）及施加的压力（压力越大越厚）有关，操作中不易掌握。标准刃原皮片为半透明状，平整、边缘不卷曲，供皮区创面呈密密麻麻的小出血点。当皮片大小达到所需要时，将皮片切取下。

（2）滚轴刀取皮法

手术体位、麻醉方法、消毒、铺单及其他术前准备相同。安装好刀片，根据刻度调节两端旋钮，将滚轴与刀片间的距离调整到即将取皮的厚度，固定旋钮。刀片和供皮区涂抹液状石蜡。助手帮助将供皮区两侧压紧绷平。手术者以优势手握住刀柄，将取皮刀压在皮肤上，宽度根据需要而定。下刀时刀片和皮肤表面呈 40 角，切入皮肤，然后角度可调小到 20 左右，也可根据情况进行调整。将滚轴作拉锯式、前后幅度不大的移动，由一端向另一端滑动，直至取得所需要大小的皮片，然后将皮片切取下。

用滚轴取皮刀切取刃厚或中厚皮片，方法简便，掌握较容易，基本上不受供皮部位的限制，可以自如地取皮。为了切取大张皮片，凹陷部位用 0.5% 普鲁卡因加 1∶200000 肾上腺素作皮下浸润，使局部变平整、变硬些而易于切取。全身麻醉患者注射生理盐水即可。能切取由肩胛经胸背、腰部至臀部的宽而长带状的薄中厚皮片。为防止边缘不整齐，刀刃要锋利，切割的压力要均匀，在持刀时腕关节保持稳定，避免拉锯前进时刀刃压力忽轻忽重。在切取头皮时，头颅呈球形，注意在刀刃的前进过程中始终使刀刃与头皮成 20°～30°，才能切取长而宽的大的薄中厚皮。否则，刀刃滑脱，皮片即断离。

（3）鼓式取皮机取皮法

鼓式取皮机取皮厚度均匀，并可根据创面需要，切取厚度和形状符合创面要求的皮片。鼓式取皮机取皮技术要求较高，需要有一个实践锻炼过程。

手术体位、麻醉方法、消毒、铺单及其他术前准备相同。用洁净纱布擦拭鼓面，上好刀片调节取皮厚度，置于鼓架上，鼓面朝上锁定。用乙醚擦鼓面脱脂。按一定顺序

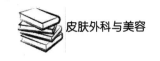
在鼓面上涂抹脱水,厚薄合适,均匀一致,切忌反复涂抹。如所需皮片形状特殊,在鼓面上按所需形状涂抹脱水。用乙醚在供皮区脱脂、脱水。均匀涂抹脱水。待胶水稍干后,术者左手握鼓柄,右手握刀柄,将鼓的前缘与供皮区涂胶区前缘悬空对齐,然后按压使鼓面与皮肤接触,持续下压并略向前推,同时将鼓稍向后滚动,右手持刀做拉锯样动作,开始取皮。手术者左手将鼓下压、后滚,右手将刀做拉锯状切皮,两个动作配合协调,才能顺利切取皮肤。切皮进程中同时注意鼓的两侧,如果一侧切下皮肤比所需要的宽,则稍抬该侧;如果一侧所切皮肤比所需宽度要窄,则稍将该侧鼓下压,以调整取皮宽度。

取皮时应注意下列几点:

①检查与熟悉鼓式取皮机的性能和特点。刻度盘是否难确,鼓面两侧是否平整,轴与刀架有无松动。要求刀刃锋利。不够镜利的刀片是取皮失败的原因之一。

②供皮区如有高低不平或骨突隆起时,皮下注射生理盐水或 0.35% 普鲁卡因溶液,使局部变平坦后取皮。注射药液的进针点应在切皮范围以外,以免渗液,影响切皮。如需要越过髂前上棘取皮时,除注射生理盐水使其平坦外,鼓面运行接近骨突时,用鼓推移骨突处皮肤向前,切皮 1 ~ 2m 后,再将鼓面向后滑.越过骨突,继续切皮即可。胸部取皮,勿伤乳头、乳晕。四肢取皮时,助手可用手托起供皮区的软组织,使皮肤与鼓面粘连,切皮时不致脱落。消瘦而皮肤松弛的患者.皮下注入较多的生理盐水,皮肤表面积相对增大而平整,可切取较多的皮片。

③切皮时如一侧刀刃切入皮肤过深,助手可用止血钳稍压其附近皮肤,使切入过深的边缘与鼓脱离,或术者自行调整鼓面施于供皮区的压力来纠正。己切至皮下脂肪的切口应予缝合。

④连续取皮法:用鼓式取皮机先切取一整鼓中厚皮片。切毕,皮片仍与供皮区相连。继之,以前一鼓皮片的止点为起点.再切取所需长度的皮片。大腿上段取皮由内向外横行。胸腹部、背部等处取皮,此法也可以采用。

⑤在中厚皮片切取时,注意观察皮片切取的厚度。如供皮区创面呈现弥漫性出血或鼓面的皮片微透红,表示皮片较薄;如创面为大出血点,颜色微黄,或鼓面的皮片呈白色,或间有黄点,表示皮片已厚或切皮过深。要根据植皮区创面的需要,调整刻度盘,继续切取符合厚度要求的皮片。若供皮区被切取过深至皮下脂肪时,可另取刃厚皮片覆盖,以免供皮区长久不愈。

(4)电动取皮机取皮法

电动式取皮机是用电动机推动刀片作急速左右摆动切取皮片(风动式与电动式

取皮机两者相似,仅动力不同而已),操作容易,不必粘胶,取皮快速、方便,在肢体平坦部位取皮长度可随意控制。调节厚度时,先将刻度盘上的指针旋至"0",然后按顺时针方向每旋一格为 0.025mm,如旋至"10",皮片厚度即为 0.25mm。若在不平的部位取皮时(如胸壁季肋部),应在凹陷部皮下注射生理盐水,以使皮面平坦。在供皮区涂少许液状石蜡,将皮肤牵紧,使皮面平整紧张。接通电源,按动开关,刀片即快速左有摆动。将刀片与皮面保持 40°~45°角切入皮肤(压力不宜过大,以免皮片过厚),逐渐向前推进,直至所需的长度为止。

3.2.4 受区术前准备及术中处理

患者健康状况良好,无手术禁忌证。较大的植皮手术,需准备输血。并向患者解释有关术后制动、配合治疗及预期效果等.做好精神准备。

3.2.4.1 新鲜创面植皮

受皮区瘢痕组织作较彻底的切除,并松解挛缩的筋膜、肌膜。颜面瘢痕切除时不宜过深,要保护形态,避免造成过分凹陷。有时还须作辅助切门,使植皮区边缘顺皮纹方向,或转移局部皮瓣覆盖重要组织裸露区和功能、外形均较重要的区域。一般而言、致密的脂肪垫区、筋膜浅面、肌肉、骨膜、软骨膜、肌腰外膜等均可以植皮。脂肪组织和较厚瘢痕表面植皮时,皮片的血管再生较慢。受手术损伤的脂肪组织有可能液化,导致植皮失败。植皮区的彻底止血非常重要,通常用结扎血管法处理活动的出血点,也可用电烙或电凝止血。热敷是用以处理毛细血管出血的好方法。有时可加用 1:(200000~500000)的肾上腺素秒布压迫止血,止血后须用生理盐水反复冲洗,以防止手术后植皮区继发性出血,致皮片下血肿面影响皮片成活。总之,受皮区的彻底止血要有充分的耐心,只有在彻底止血的创面上植皮,才能使皮片获得优良的成活率。

3.2.4.2 肉芽创面植皮

此创面植皮成败的关键问题是抗感染,而抗感染措施应该包括术前、术中各个阶段。

(1)术前创面的准备

包括肉芽创面周围健康皮肤积垢、皮屑的清洗及创面内残余坏死组织的清除与生理盐水纱布湿敷。大面积烧伤创面可施行肢体局部浸洗或全身的浸浴治疗,效果良好。健康的肉芽创面应鲜红、平整、颗粒致密、易出血、分泌物少、无水肿、周围可见新生上皮,只有这样,植皮才能生长较好。如分泌物较多或明显化脓,每日可用生理盐水或高渗盐水纱布湿敷创面 2~3 次。

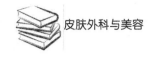

（2）湿敷方法

将一层湿的纱布平铺于创面上，再盖以松的湿纱布及干纱布，绷带包扎。藉松纱布的毛细管作用，不断引流创面的分泌物，以控制感染。肉芽有水肿时，可用 1%～3% 高渗盐水湿敷，并加压包扎，抬高患肢，促使肉芽转为平坦结实。对过度增生的肉芽，手术时可用锐刀削去，或用刀柄刮除，直至基底部纤维板；周围的新微止皮也可切除 0.5cm 左右。但创面过大、出血较多的四肢手术，应扎止血带后施行。如果刮除肉芽时将纤维板也刮除，可露出皮下脂肪组织。在脂肪层上植皮，可因脂肪组织损伤后抗感染能力差，面出现感染、坏死、液化，使植皮失败，应注意避免。创面分泌物应做细菌培养和药物敏感试验，应用相应的局部抗感染治疗

（3）术中需注意

①尽量清除肉芽、坏死组织，用 1.5% 过氧化氢溶液、0.1% 苯扎溴铵（新洁尔灭）、生理盐水反复冲洗 3 次，以减少创面细菌，使其成为较新鲜的创面。②按创面大小、供皮区多少、植皮区外形与功能要求，选用筛状或大片植皮（如颜面部），将皮片严密覆盖创面。皮片移植完毕，盖网眼纱布一层，冲洗植皮区，选有效抗生素液洒于创面，再盖以较多的疏松湿纱布及干纱布，用绷带加压包扎，并用石膏托固定。

3.2.5 皮肤移植操作

按皮片的形状分类，可分为点状、邮票状、筛状、网状、微粒皮及整张皮片植皮等。按来源分类：有自体皮、同种异体皮和异种皮。自体植皮在整形外科中最常采用，移植成活后即成为永久性覆盖。同种异体植皮仅起暂时性覆盖创面的作用，存活期只有 2～3 周。异种植皮亦然，其存活时间更短，仅为 9～12 天。根据皮片的种类，厚度的不同，皮肤移植操作也有所不同。该节所述移植操作均为自体皮肤移植。

3.2.5.1 点状植皮

将取下的刃厚皮片剪切成 0.3～0.5cm 的小方形或长方形皮片，移植于肉芽创面，皮片间距 0.5～1.0cm。其间距越小，创面愈合越快。皮片可在多用切皮板上两次交叉切成小方块；或采取徒手的方法，先将皮片剪成条状，然后切成点状；亦可将皮片的皮面平摊于油纱布或生理盐水纱布上，连同纱布剪成大小适宜的皮片，进行移植。点状植皮法具有刃厚植皮的优点，其操作简单，要求植皮区的条件低，即使有轻微的感染，或在坏死组织不完全脱落，其间有较红润的肉芽组织时，皮片仍能生长。另一方面，点状植皮可以节省供皮区。皮片愈小，利用率愈高，扩大生长的倍数愈大，可运用于烧伤创面的修复。因此对大面积深度烧伤而供皮区不足的患者，有实用价值。点状

植皮后远期遗留斑片状瘢痕,故不适用于面部或关节部位移植,以免形成挛缩,影响功能与外貌。这种植皮方法已被微粒皮片移植所代替,有时用于很小创面的补充植皮。

3.2.5.2 邮票状植皮

将较大的刃厚皮片或薄中厚皮片剪成或用滚筒式多功能切皮机将其制备成邮票大小,移植于制备好的肉芽创面上,间距可为 0.5~1.0cm。由于皮源节省很少,移植皮片周围瘢痕多,所以自体皮片邮票状植皮现已较少用。如果用异体皮或异种皮邮票状暂时覆盖创面、缩小间距,可以保护创面、减少渗出、减轻感染,为自体植皮创造条件,仍较常用。

3.2.5.3 筛状植皮

在大张断层皮片上用手术刀戳许多桐,洞的大小为 0.5~1.0cm,密度视需要而定。此方法既可使皮片面积扩大,又有利于植皮区的引流。这种方法常用于除颜面以外的其他部位植皮,包括新鲜创伤皮肤缺损、Ⅲ度烧伤切痂后或肉芽创面等,远期效果良好。

3.2.5.4 网状植皮

将切取的大张薄、中、厚皮片在滚筒式多功能切皮机上切出密集的孔洞,拉开皮片成网状,扩大面积。依所用切皮板不同,皮片扩大的倍数有 1.5、3、6、9 等几种类型。此方法可节约自体皮源,缩短手术时间。适用于深度烧伤切削痂后的创面或肉芽创面。皮片面积一般以扩大 3 倍者为合适;扩大 6 倍者用于非功能部位,也可取得较好的效果。但为了减少网状植皮网眼的创面暴露,可用异体皮、异种皮、人工皮等作重叠覆盖。网状皮片大大地扩大了皮片边缘长度,有利于上皮向网眼内生长。但如网眼创面暴露过多或引起感染,可导致植皮失败或延长愈合时间。愈合良好的网状植皮区,经用弹性绷带持续包扎后,可减少网孔瘢痕增生,远期可有一定的弹性和耐磨性,外观与功能均较点状植皮为佳。如不进行弹力包扎,有时也可见到网眼内出现菱形突起的瘢痕增生,呈网格状。故不适用于暴露部位或功能部位.以免影响外观与功能。

3.2.5.5 微粒皮肤移植术

大面积烧伤患者常感自体皮源缺乏,希望用少量的自体皮覆盖大面积创面。微粒皮肤移植术,就是取厚 0.1~0.2mm 薄断层皮片,将皮片切割成很小的微粒,其数量很多,总的边缘很长,依靠处于边缘的细胞有向外周空间扩展的机会,发挥其分裂繁殖、向周围蔓延修复创面的作用,使皮片得到最充分的利用。将自体皮剪成很小的微粒,约 1mm,越小越好,放入生理盐水中即可漂浮在本面,由于皮肤表皮比真皮的比重轻,

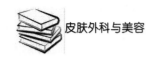

且表皮比重较水小,在水中微粒皮的表面均自然向上,漂浮在水面,方向基本一致。然后利用绸布转移法,将微粒皮移植到同种异体皮上,即可移植。手术之前用不锈钢制作一长方形平底漏盘,漏盘大小约为37cm×27cm,盘底钻若干小孔,孔径约2mm,孔距约2cm,以备漏水之用,另备一稍大的托盘(搪瓷盘即可),以备盛水之用。将漏盘放在托盘内,再用一块真丝绸布平坦地覆盖于漏盘的表面,即上面为绸布,中间为漏盘,下面为托盘。将微粒皮在生理盐水中分散,然后倾注于绸布上,加生理盐水至漏盘中,约为漏盘的1/3或1/2,双手提起托盘,缓缓倾斜,使微粒皮接触到绸布上,再遇水则漂于水面。漂于水面者绝大部分表皮面向上,使其均匀分散在水面上后,将托盘放在桌上,双手提起漏盘,盐本渗过绸布,通过漏孔,缓缓流入托盘,微粒皮均匀地沉在绸布上,且皮面仍向上,将绸布取出,附有微粒皮的一面覆盖在同种异体皮的真皮面上,用手轻轻按压绸布,使微粒皮转移到同种皮上,此时微粒的表皮面与同种皮真皮面接触,微粒皮的真皮面向下.与同种皮方向一致,制备成附有自体微粒皮的同种皮即可移植到创面上。

微粒皮的外层敷盖物:由于自体微粒皮很小,如无良好的保护,不易附着在创面上,故微粒皮的外层需覆盖物来保护。同种异体皮效果最好,且要求质量好的同种皮覆盖。同种皮成活后,其中自体微粒皮亦成活,此时局部环境完全符合生理条件,适于微粒皮的分裂、增殖、向外爬行。多数病例在同种皮坏死脱落后,其下面的创面完全愈合或基本愈合。异种皮也可应用,一般多采用猪皮,此种皮易获得,但猪皮排斥较快,一般存活2、3星期。

3.2.5.6　整张皮片移植术

先就创面轮廓和皮片的形状作好适当安排,再将皮片与创面周边作数针定位缝合,剪去多余的皮片后,将皮片与创缘作间断缝合,每隔数针留一长线。缝合时宜使皮片保持一定张力,过松过紧皆不利于皮片成活。于创面凹洼不平部位,宜应用绷线缝合,即穿过皮片和创面基底作间断缝合,皮片上放置小纱布团,将缝线结扎在纱布团上面。缝合毕,须将皮片下之积血和空气排除,必要时可作多数刺孔,以利引流。按序将所留的长线,每3~4条用一止血钳夹住,使之有条不紊。创面用一大张凡士林纱布平整地覆盖,外加多层细软纱头或碎纱布均匀堆放在皮片上,并将创面之凹洼处填实。将所留的长线相互对应结扎,以使皮片与创面得以密切接触。然后在包堆的周围用凡士林纱布缠绕,包堆上覆盖多层纱布、棉垫,用胶布粘贴敷料,再用绷带包扎固定,必要时可加用夹板或石膏绷带固定。在头部、四肢易包扎部位,也可以采用加压包扎法。一般多用于眼睑、口唇外翻及鼻翼睛形的修复;面颈部瘢痕的修复;眉毛、睫毛再造;手拿及足底负重部位的修复。

3.2.6 皮肤移植术后处理

皮肤移植手术在术中需严密止血,严格无菌操作,防止感染。术后同样要根据移植皮片的种类,厚度及植皮区特点做出相应的处理。例如刃原皮片及中厚皮片容易存活但抗感染能力差,而全厚度片在美容外科中应用很广,但较不易成活,要求条件高。

3.2.6.1 术后处理

术后卧床休息 7~10d。下肢植皮者,卧床 2~3 星期,抬高患肢 5~10d,直至皮片成活。

严密观察病情,如关心患者饮食、睡眠、低蛋白血症、继发性贫血、体温升高等,术后 3d 如有异常体温升高和白细胞升高,要考虑伤口感染。

术后 3~4d 若有跳痛、胀痛者疑可能感染。如感到针刺或蚁爬感,表示植皮区内干燥,轻轻叩击敷料,也不感到疼痛。

患者感到敷料内潮湿,或敷料外见到渗液,闻之有臭昧,可能已有感染。没有感染者,可闻出血腥昧。

有感染或有感染可能者,要有针对性地选用抗菌药物,通常用 3~5d 即停药。

3.2.6.2 植皮区的检查和敷料更换

无菌创面于术后 8d 左右首次检查,8~l0d 拆线。污染或肉芽创面于 2~3d 后更换敷料。首次检查时,逐层揭开敷料。揭开最内层时,先浸湿后揭下,避免撕脱皮片。大片中厚植皮皮片生长良好者,颜色红润有光泽。如有水疱,可将水疱剪破排液;有局灶性血肿者,可剪开皮片引流,及时剪除坏死皮片,补充植皮,不必等待观望;血浆肿者,皮片可从血浆中吸取营养维持活力,于排液后置回原处.加压包扎。有时可用刮匙伸入皮片下,刮除毛囊、汗腺及向真皮创面移行生长的上皮细胞,加压包扎后可望生长良好。

植皮后 7~10d,皮片已生长较好,允许逐步进行功能活动,但要继续包扎 10~14d。下肢植皮者,2~3 星期后才能应用弹力绷带包扎,逐步下地练习行走。

3.2.7 植皮成活要点

创面处理的全过程,从最早的清创削切痂、创面用药、移植区的准备、术中的操作、术后的管理等等均能影响皮肤移植的存活率。下面分析一下导致植皮失败的主要因

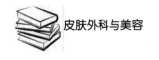

素,进可能避免手术的失败。

3.2.7.1 血肿

皮片下血肿是新鲜创面植皮失败最常见的原因。为此要求于术者耐心地做好创面止血,移植皮片才可望成活。植皮时如创面渗血难止,可暂时将皮片覆盖创面,或用1:1000肾上腺素纱布覆盖创面.压迫5~10min,渗血即止,然后掀起皮片,清除创面及皮片上的小血块.再行缝合皮片。包扎植皮区时,仍需维持麻醉,减少患者躁动,直至包扎固定完毕,则可减少血肿的产生。如果考虑凝血障碍因素,术前应采取相应措施.如给钙剂、维生素K、止血药物及机体缺乏的凝血因子,或输新鲜血等。

3.2.7.2 感染

创面化脓感染也是造成植皮失败的常见原因,因而必须严格遵守无菌操作。新鲜创面植皮感染机会较少。肉芽创面植皮,每个环节都要注意,如创面湿敷、清洗和处理创面前后,用1.5%过氧化氢溶液、0.1%苯扎溴铵、生理盐水反复清洗3次,可将创面上细菌由105个减少至101个或102个,再行植皮则成活率高,感染不明显。创面适当应用抗菌药物,术后亦应注意防止感染,如有感染迹象,及时揭开伤口,换药、引流。

3.2.7.3 包扎固定不当

皮片移植时,松紧度应适当。妥善的包扎固定,并有适当的压力,使皮片紧贴于创面,植皮区包扎的压力一般为2.7~3.3kPa(20~25mmHg),有利于皮片血运建立。但过度压迫,不利于毛细血管生长,如在骨性标记明显处,则可使已经开始建立血运的皮片坏死。骨突周围要用松纱布垫平,包扎时压力均匀分布又不过紧。颈、臀、会明、四肢植皮应用夹板作关节固定,以免皮片错位。用弹性绷带包扎植皮区可达到压迫和限制活动的效果。面颈部植皮后应进全流质或鼻饲5~7d,避免咀嚼,少说话,减少所植皮片移动,有助于皮片的血运建立。

3.2.7.4 创面不良

在裸露的骨皮质或肌腱上植皮,直径超过0.5cm时,可影响皮片成活,手术时可转移局部皮瓣或组织瓣将裸露肌腱与骨质覆盖后再植皮。瘢痕切除时不彻底,下肢静脉曲张形成小腿慢性溃疡、瘢痕中间的慢性溃疡、神经营养性溃疡、褥疮等,均因局部血运差或缺少某种生长因子,游离皮片难以生长,应千充分重视。

3.2.7.5 全身情况差

如贫血、低血浆蛋白、营养不良、糖尿病、全身感染等,必须先治疗与纠正上述并发症与疾病,植皮才有成功的可能,否则植皮失败。

3.3 皮肤病变分次切除术

3.3.1 适应证

先天性小面积皮肤良性病变,如片状黑痣、黑毛痣、毛细血管瘤。

外伤后面部色素沉着症呈现黑色改变、影响容貌者。

面部局限性片状萎缩性瘢痕影响容貌者。

如估计一次性切除创面缝合困难,可行分次切除缝合术。值得注意的是,怀疑有恶性病变时,禁忌做分次切除缝合术,而应做扩大切除植皮术。而面部皮肤病变切除术对整形美容效果要求较高,既需要最大限度地切除病变组织和最小张力地封闭创面,又要获得较好的功能恢复和较好整形美容效果。

3.3.2 术前准备

切开包一个(包括消毒盘一个、剪刀1把、止血钳3个、10毫升注射器一个、持针钳一个)。

刀片一块、生理盐水1000~1500毫升、普鲁卡因或利多卡因。

缝合针一根、缝合线一条、消毒纱布一包。

设计首次切除病变大小及形状,要以最大限度地切除病变组织和最小张力地封闭创面宗旨,应以切除缝合后局部皮肤保持基本平整、周围器官不歪斜为原则。一般可采用梭形切除法,即于病变中间切除一定量的梭形病变组织,然后缝合,因术后切口缘由弧形变成直线,故一般会使瘢痕较原病变加长;如果采用纵、横向切除法或星状切除法则可使术后瘢痕长变短。

3.3.3 操作步骤

以梭形切除法为例:

清除皮肤病变部位的积垢,剪除毛发。用亚甲蓝标出拟切除瘢痕的范围。

消毒铺巾取适当体位,局部消毒铺巾,颜面部、黏膜或黏膜附近可用0.1%氯己定洗三遍消毒,消毒范围以切口为中心约15cm,铺无菌巾。

麻醉局部浸润麻醉或区域阻滞麻醉,一般采用普鲁卡因或利多卡因。

切除缝合用锋利刀片沿切口线切开病变皮肤至皮下,于皮下组织层解剖剥离,逐

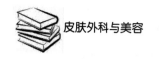

渐切除梭形病变组织,切口两侧皮下剥离以减轻局部张力,拉拢切口缘,细丝线间断缝合,注意缝合后不应使局部有太大张力。

术后覆盖敷料,妥善包扎。

3.3.4 注意要点

术中应注意遵循无菌、无创操作技术,避免切口在过大张力下缝合。如切除瘢痕时,直接缝合创面,切口必有一定的张力,切除的瘢痕越宽,张力越大。因此术中应特别注意做好皮下缝合,减少皮肤切口的张力,以利于切口愈合及预防术后切口瘢痕增生。

切口应距肉眼可见病变周缘 1~2mm 处,以免切除不彻底而局部复发或细胞脱离刀口种植。

应呈楔形切除病理组织及部分正常皮下组织,如此缝合后切口对合严密,表面平整。

面积较大的皮肤病变,如一次完全切除不能拉拢缝合者,可分次手术切除,两次手术间隔一般为 3~6 个月。如估计二次切除缝合仍有困难者,可行三次手术切除。

3.3.5 手后处理

术后常见并发症为切口感染、裂开,术后应常规消毒换药,位于面部等重要部位者,适当应用抗生素预防感染。

病变皮肤为黑痣或肿瘤性疾患时,术后切除标本应送病理检查。术后病理检查如有组织增生活跃或为恶性病变则及时再行病变扩大切除或其他相应的处理。

4 病毒性皮肤病

病毒性皮肤病是指由病毒感染引起的以皮肤黏膜病变为主的一类疾病。不同病毒对组织的亲嗜性有差别,如疱疹病毒有嗜神经及表皮特性,可引起带状疱疹等;而人类乳头瘤病毒有嗜表皮特性,可致各种疣;麻疹病毒呈泛嗜性,除致皮肤病变外,还可引起全身广泛性组织损伤。不同病毒感染所引起的皮损存在很大差别,可表现为新生物型(如各种疣)、疱疹型(如单纯疱疹)和红斑发疹型(如麻疹)。

4.1 单纯疱疹

单纯疱疹(herpes simplex)是由单纯疱疹病毒(Herpes simplex virus,HSV)所致的皮肤病。临床以簇集性水疱为特征,有自限性,但易复发。

4.1.1 病因和发病机制

HSV 为 DNA 病毒,呈球形,由核衣壳及病毒包膜组成。依据抗原性不同,可将其分为 1 型和 2 型,分别称为 HSV-1 和 HSV-2,二者基因组同源性为 47%~50%。HSV 对外界抵抗力不强,56℃加热 30 分钟、紫外线照射 5 分钟或乙醚等脂溶剂均可使之灭活。

人是 HSV 的唯一宿主。HSV 可存在于感染者的疱液、口鼻分泌物及粪便中,主要通过皮肤黏膜微小破损处进入人体。飞沫传播是 HSV-1 型的另一重要感染途径,HSV-2 型还可通过性接触传播。HSV 侵入皮肤黏膜后,可先在局部增殖,以后可沿神经末梢上行至支配病损区域神经的神经节内并长期潜伏,当受到某种因素激惹后病毒可活化致病,表现为疱疹复发。HSV-1 型主要引起生殖器以外的皮肤黏膜及脑部感染,HSV-2 型主要引起生殖器部位或新生儿感染,但两型病毒感染部位并无严格界限。两型间存在交叉免疫,但血中存在的特异性抗体不能阻止复发,机体抵抗力降低与疱疹复发有一定联系。

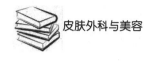

4.1.2 临床表现

4.1.2.1 原发型

指首次感染 HSV 者。一般潜伏期为 2～12 天,平均 6 天。临床可有以下几种类型:

隐性或亚临床感染(incubative or subclinical infection)约 90% 感染者缺乏临床表现,其中 40%～50% 感染者的血清中可检出相应抗体。

疱疹性龈口炎(herpes gingivostomatitis)本型较为常见,多见于 1～5 岁儿童。好发于口腔、牙龈、舌、硬腭、软腭、咽等部位。皮损表现为迅速发生的群集性小水疱,很快破溃形成浅表溃疡,也可开始即表现为红斑、浅溃疡。口腔疼痛较明显,可伴有发热、咽痛及局部淋巴结肿痛。病程约 2 周。

新生儿单纯疱疹(neonatal herpes simplex)70% 患者由 HSV - 2 型所致,多经产道感染。一般出生后 5～7 天发病。表现为皮肤(尤其是头皮)、口腔黏膜、眼结膜出现水疱、糜烂,严重者可伴有发热、呼吸困难、黄疸、肝脾肿大、意识障碍等。本型病情凶险,预后极差。

疱疹性湿疹(eczema herpeticum)又名 Kaposi 水痘样疹(Kaposi's varicelliform eruption),常发生于患湿疹或特应性皮炎的婴幼儿,常由 HSV - 1 所致。多见于躯干上部、颈部和头部。皮损表现为原皮损处红肿并出现散在密集水疱或脓疱,融合成片,水疱中央有脐凹,周围有红晕;疱疹成批出现,严重者可在 1 周内泛发全身。可伴有发热等全身症状。

接种性单纯疱疹(incubation herpes simplex)皮损为限于接触部位的群集性水疱。发生于手指者表现为位置较深的疼痛性水疱,称疱疹性瘭疽。

4.1.2.2 复发型

指部分患者原发感染消退后受到诱发因素刺激而在同一部位反复发作。好发于口周、鼻腔周围、外阴,也可见于面部或口腔黏膜等部位。发作初期局部常自觉灼热,随后出现红斑、簇集状小丘疹和水疱,可相互融合。数天后水疱破溃形成糜烂面、结痂继而愈合,病程 1～2 周。HSV 亦可引起生殖器疱疹,属性传播疾病。

4.1.3 实验室检查

皮损处刮片做细胞学检查,如见到多核巨细胞和核内嗜酸性包涵体,或用 PCR 检测疱液中 HSV DNA 有助于本病的诊断;病毒培养鉴定是诊断 HSV 感染的金标准;血清 HSV IgM 型抗体检测有辅助诊断价值,尤其是新生儿 HSV 感染,而 IgG 型抗体对诊断价值不大,可用于流行病学调查。

4.1.4　诊断和鉴别诊断

根据簇集性水疱、好发于皮肤－黏膜交界处及易复发等特点,一般可作出诊断。本病应与带状疱疹、脓疱疮、手足口病等进行鉴别。

4.1.5　预防和治疗

治疗原则为缩短病程、防止继发细菌感染和全身播散、减少复发和传播机会。

4.1.5.1　内用药物治疗

目前认为核苷类药物是抗 HSV 最有效的药物。

原发性:阿昔洛韦 1000mg/d,分 5 次口服,疗程 5 ~ 10 天;或伐昔洛韦 2000mg/d,分 2 次口服,疗程 10 天;或泛昔洛韦 750mg/d,分 3 次口服,疗程 5 天。

复发性:最好在出现前驱症状或皮损出现 24 小时内开始治疗。阿昔洛韦 1000mg/d,分 5 次口服;或伐昔洛韦 1000mg/d,分 2 次口服;或泛昔洛韦 250mg/d,分 2 次口服,疗程一般为 5 天。

频繁复发者(1 年复发 6 次以上):为减少复发次数,可应用病毒抑制疗法,即阿昔洛韦 600mg/d,分 3 次口服,或伐昔洛韦 500mg/d 口服,一般需连续口服 6 ~ 12 个月。

原发感染症状严重或皮损广泛者:阿昔洛韦 15mg/(kg·d),分 3 次静滴,疗程一般为 5 天。

4.1.5.2　外用药物治疗

以收敛、干燥和防止继发感染为主。可选用 3% 阿昔洛韦软膏、1% 喷昔洛韦乳膏或硫黄炉甘石洗剂;继发感染时可用 0.5% 新霉素霜、莫匹罗星软膏;对疱疹性龈口炎应保持口腔清洁,并用 1:1000 新苯扎氯铵溶液含漱。

4.2　带状疱疹

带状疱疹(herpes zoster)是由水痘－带状疱疹病毒(Varicella－zoster virus,VZV)所致的以沿单侧周围神经分布的簇集性小水疱为特征的皮肤病,常伴有明显的神经痛。

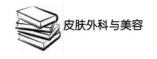

4.2.1 病因和发病机制

VZV 现已命名为人疱疹病毒 3 型(HHV - 3)。此病毒呈砖形,有立体对称的衣壳,内含双链 DNA 分子,只有一种血清型。VZV 对体外环境的抵抗力较弱,在干燥的痂内很快失去活性。

人是 VZV 唯一宿主。病毒经呼吸道黏膜进入血液形成病毒血症,发生水痘或呈隐性感染,以后病毒潜伏于脊髓后根神经节或颅神经的感觉神经节内;当机体受到某种刺激(如创伤、疲劳、恶性肿瘤或病后虚弱等)导致机体抵抗力下降时,潜伏病毒被激活,沿感觉神经轴索下行,到达该神经所支配区域的皮肤内复制,产生水疱,同时受累神经发生炎症、坏死,产生神经痛。病愈后可获得较持久的免疫,故一般不会再发。

4.2.2 临床表现

本病好发于成人,春秋季节多见。

4.2.2.1 典型表现

发疹前可有轻度乏力、低热、纳差等全身症状,患部皮肤自觉灼热感或神经痛,持续 1～3 天,亦可无前驱症状即发疹。好发部位依次为肋间神经、颈神经、三叉神经和腰骶神经支配区域。患处常首先出现潮红斑,很快出现粟粒至黄豆大小丘疹,簇状分布而不融合,继之迅速变为水疱,疱壁紧张发亮,疱液澄清,外周绕以红晕,各簇水疱群间皮肤正常;皮损沿某一周围神经呈带状排列,多发生在身体的一侧,一般不超过正中线。神经痛为本病特征之一,可在发病前或伴随皮损出现,老年患者常较为剧烈。病程一般 2～3 周,老年人为 3～4 周,水疱干涸、结痂脱落后留有暂时性淡红斑或色素沉着。

4.2.2.2 特殊表现

眼带状疱疹(herpes zoster opHthalmicus)多见于老年人,疼痛剧烈,可累及角膜形成溃疡性角膜炎。

耳带状疱疹(herpes zoster oticus)系病毒侵犯面神经及听神经所致,表现为外耳道或鼓膜疱疹。膝状神经节受累同时侵犯面神经的运动和感觉神经纤维时,可出现面瘫、耳痛及外耳道疱疹三联征,称为 Ramsay - Hunt 综合征。

带状疱疹后遗神经痛(postherpetic neuralgia)带状疱疹常伴有神经痛,但多在皮损完全消退后或 1 个月内消失,少数患者神经痛可持续超过 1 个月以上,称为带状疱疹后遗神经痛。

其他不典型带状疱疹由患者机体抵抗力差异所致,可表现为顿挫型(不出现皮损仅有神经痛)、不全型(仅出现红斑、丘疹而不发生水疱即消退)、大疱型、出血性和坏疽型、泛发型(同时累及 2 个以上神经节产生对侧或同侧多个区域皮损);病毒偶可经血液播散产生广泛性水痘样疹并侵犯肺和脑等器官,称为播散型带状疱疹。

4.2.3　诊断和鉴别诊断

本病根据典型临床表现即可作出诊断,疱底刮取物涂片找到多核巨细胞和核内包涵体有助于诊断。

本病前驱期或无疹型应与肋间神经痛、胸膜炎、阑尾炎、坐骨神经痛、尿路结石等进行鉴别,发疹后有时需与单纯疱疹、脓疱疮等进行鉴别。

4.2.4　预防和治疗

本病具有自限性,治疗原则为抗病毒、止痛、消炎、防止并发症。

4.2.4.1　内用药物治疗

抗病毒药物:阿昔洛韦 1000mg/d,分 5 次口服,疗程 5～10 天,或 1200mg/d,分 3 次口服,疗程 5 天;或伐昔洛韦 3000mg/d,分 3 次口服,疗程 7 天;或泛昔洛韦 1500mg/d,分 3 次口服,疗程 7 天。

止痛:可酌情选用索米痛片、吲哚美辛、双氯芬酸、吲哚美辛和卡马西平等。同时可应用营养神经的药物,如口服或肌注维生素 B_1 和 B_{12}。

糖皮质激素:应用有争议,多认为及早合理应用糖皮质激素可抑制炎症过程,减轻背根神经节的炎症后纤维化。病程在 7 天内的老年体健患者,可口服泼尼松 30mg/d,疗程 7 天。

4.2.4.2　外用药物治疗

外用药:以干燥、消炎为主。疱液未破时可外用炉甘石洗剂、阿昔洛韦乳膏或喷昔洛韦乳膏;疱疹破溃后可酌情用 3% 硼酸溶液或 1∶5000 呋喃西林溶液湿敷,或外用 0.5% 新霉素软膏或莫匹罗星软膏。

眼部处理:如合并眼部损害须请眼科医师协同处理。可外用 3% 阿昔洛韦眼膏、碘苷(疱疹净)滴眼液。

4.2.4.3　物理治疗

如紫外线、频谱治疗仪、红外线等局部照射,可缓解疼痛,促进皮损干涸和结痂。

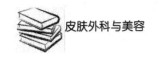

4.3 疣

疣(verruca,wart)是由人类乳头瘤病毒(Human papilloma virus,HPV)感染皮肤黏膜所引起的良性赘生物,临床上常见有寻常疣、扁平疣、跖疣和尖锐湿疣等,疣状表皮发育不良也被认为与HPV感染密切相关。

4.3.1 病因和发病机制

HPV属乳头瘤病毒科,呈球形,无包膜,直径约45~55nm,具有72个病毒壳微粒组成的对称性20面立体衣壳。基因组为7200~8000bp的双链环状DNA,分为早期区、晚期区和非编码区,早期区编码的蛋白与病毒持续感染和致癌作用有关。HPV有100余种,其中近80种与人类疾病相关。

本病传染源为患者和健康带病毒者,主要经直接或间接接触传播。HPV通过皮肤黏膜微小破损进入细胞内并复制、增殖,致上皮细胞异常分化和增生,引起上皮良性赘生物。人群普遍易感,发病高峰为16~30岁,免疫功能低下及外伤者易患此病。

4.3.2 临床表现

一般潜伏期6周至2年。以下是常见临床类型。

4.3.2.1 寻常疣(verruca vulgaris)

好发于手背、手指、足和甲缘等处,亦可发生于身体其他部位。典型皮损为黄豆大小或更大的灰褐色、棕色或皮色丘疹,表面粗糙,质地坚硬,可呈乳头瘤状增生。发生在甲周者称甲周疣(periungual wart);发生在甲床者称甲下疣(subungual wart);疣体细长突起伴顶端角化者称丝状疣(verruca filiformis),好发于颈、额和眼睑;疣体表面呈参差不齐的突起者称指状疣(digitate wart),好发于头皮及趾间。

4.3.2.2 跖疣(verruca plantaris)

系发生于足底的寻常疣。皮损初起为细小发亮的丘疹,渐增至黄豆大小或更大,因受压而形成淡黄或褐黄色胼胝样斑块或扁平丘疹,表面粗糙,界限清楚,边缘绕以稍高的角质环,去除角质层后,其下方有疏松的角质软芯,可见毛细血管破裂出血而形成的小黑点,自觉疼痛。若含有多个角质软芯,称为镶嵌疣(mosaic wart)。

4.3.2.3 扁平疣(verruca plana)

好发于青少年的颜面、手背及前臂。典型皮损为米粒至黄豆大小的扁平隆起性丘疹,圆形或椭圆形,表面光滑,质硬,正常肤色或淡褐色,多骤然出现,数目较多且密集;搔抓后皮损可呈串珠状排列,即自体接种反应慢性,多可自行消退,少数患者可复发。

4.3.3 组织病理

不同类型疣的组织病理表现有差异,但均以颗粒层、棘层上部细胞空泡化和电镜下核内病毒颗粒为共同特征,可伴有角化过度、角化不全、棘层肥厚和乳头瘤样增生等。

4.3.4 诊断和鉴别诊断

本病根据病史及典型皮损即可作出诊断,必要时结合组织病理检查,少数患者需检测组织中 HPV 核酸方可确诊。

跖疣应与鸡眼、胼胝进行鉴别(表 4 - 1)。

表 4 - 1 跖疣与鸡眼及胼胝的鉴别诊断

	跖疣	鸡眼	胼胝
病因	HPV 感染	挤压	长期摩擦、压迫
好发部位	足跖	足跖、趾、足缘	足跖前部、足跟
皮损	圆形灰黄色角化斑块,中央凹陷,较软,表面粗糙无皮纹,外周角化环,易见出血点	圆锥形角质栓,外围透明黄色环	蜡黄色角质斑片,中央略增厚,皮纹清楚,边缘不清楚
数目	可较多	单发或几个	1~2 片
疼痛与压痛	挤捏时明显	压痛明显	无或轻微

4.3.5 预防和治疗

本病主要采用外用药物治疗,内用药物治疗多用于皮损数目较多或久治不愈者。

外用药物治疗适用于皮损较大或不宜用物理治疗者,但应根据不同情况选择药物及使用方法。常用药物包括:①0.05%~0.1%维A酸软膏或阿达帕林霜,每天1~2次外用,适用于扁平疣;②5-氟尿嘧啶软膏,每天1~2次外用,因可遗留色素沉着,故面部慎用;③3%酞丁胺霜或3%酞丁胺二甲基亚砜外用;④平阳霉素10mg用1%普鲁卡因20ml稀释于疣体根部注射,每个疣注射0.2~0.5ml,每周1次,适用于难治性寻常疣和跖疣。

物理治疗包括冷冻、电灼、刮除和激光等,适用于皮损数目较少者。

内用药物治疗目前尚无确切有效的抗 HPV 治疗药物,可试用免疫调节剂(如干扰

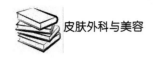

素、左旋咪唑等);中药以清热解毒、散风平肝、散结为治则,有时可获得较好的疗效。

4.4 传染性软疣

传染性软疣(molluscum contagiosum)是一种由传染性软疣病毒引起的自身接种性病毒性皮肤病,其特点为散在多发的半球状,蜡样光泽丘疹,中央呈脐窝状,可挤出乳酪状软疣小体。好发于儿童和青年人,俗称"水瘊子"。传染性软疣是一种接触性传染的皮肤病,该病大多传染性软疣不是通过性交传染,可通过共用浴巾、浴池、自体抓痒引起,甚至可以集体发病。因此,讲究个人卫生及公共卫生很生要。传染性软疣是由一种只感染给人类的 DNA 病毒引起的。皮疹可以发生在身体的任何部位,小丘疹逐渐增大至绿豆大小,呈半圆形,质地饱满,无痛痒,呈皮肤色,灰白色或珍珠色,如同小水珠,故又称为水疣。

传染性软疣对患者的身心健康有很大的危害性。因此,在日常如果发现该病的症状时,还需及早到正规医院诊治。

4.4.1 病因

MCV 属痘病毒,目前发现 4 个亚型,但以 MCV－1 最常见。儿童传染性软疣几乎均由 MCV－1 型所致,但在免疫功能低下者(尤其 HIV 感染者),约60% 由 MCV－2 型所致。皮肤间密切接触是主要的传播方式,亦可通过性接触、游泳池等公共设施传播。

4.4.2 临床表现

本病多累及儿童、性活跃人群和免疫功能低下者。皮损可见于任何部位,儿童好发于手背、四肢、躯干及面部,成人如经性接触传播,可见于生殖器、臀部、下腹部、耻骨部及大腿内侧等。潜伏期1周－半年,典型皮损为直径3～5mm 大小的半球形丘疹,呈灰色或珍珠色,表面有蜡样光泽,中央有脐凹,内含乳白色干酪样物质(软疣小体)。

4.4.3 诊断和鉴别诊断

4.4.3.1 检查

有关传染性软疣病毒实验室检测见表。病毒培养,分离病毒基因,可以分清病毒类型。

（1）直接检查病毒颗粒涂片染色挤出乳酪样物,瑞特染色软疣小体（＋）

电镜观察:活检标本软疣病毒（＋）

组织病理:具有诊断特征性

（2）直接检测病毒抗原琼脂凝胶沉淀试验（AGP）（＋）

组织病理:病变主要在表皮。表皮高度增生而伸入真皮,其周围真皮结缔组织受压而形成假包膜,并被分为多个梨状小叶,真皮乳头受压。而成为小叶间的异常狭窄的间隔,基底细胞大致正常,自棘层细胞起逐渐变性。在早期。感染细胞开始有卵圆形小体形成,以后细胞体积逐渐增大,胞核固缩,最后整个胞质均为嗜酸性包涵体（软疣小体）所占据。

在表皮中部,软疣小体已超过受累细胞原有的体积,细胞核被挤于一侧,固缩成新月形,甚至完全消失。在粒层水平处,软疣小体自嗜酸性变成嗜碱性,角质层内可有很多嗜碱性软疣小体。因并非所有棘细胞都有上述变性,故在细胞中间仍可见少数角化不良的细胞。在病变中央,变性细胞可脱落而形成中央腔隙并与各梨状小叶相通。真皮无变化。

4.4.3.2 鉴别

根据本病的临床上有蜡样光泽的圆形或半球形丘疹,中央脐凹状,可挤出干酪样物与组织病理具有特征样,易于诊断。生殖器部位损害有性活跃年青者,应检查有地性病。较大皮损应与基底细胞癌,角化棘皮瘤鉴别。

汗管瘤好发于女性眼睑周围,为针头至米粒大小的小结节,密集,正常肤色或淡褐色,质坚硬,中心无软疣小体,不传染。

丘疹性荨麻疹儿童常见的过敏性皮肤病,初为纺锤状水肿性红色斑丘疹,渐为坚硬小疱,顶端突起,无凹陷,无小体排出,剧痒。

4.4.4 预防和治疗

平时应避免搔抓,以防扩散。幼儿园或集体生活勿共用衣物和浴巾,并注意消毒。

本病以外用药物治疗为主。可在无菌条件下用齿镊或弯曲血管钳将软疣夹破,挤出其内容物,然后外用碘酒等以防细菌感染;合并细菌感染时可先外用莫匹罗星软膏,感染控制后再行上述治疗。

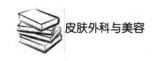

4.5 手足口病

手足口病是由肠道病毒(hand - foot - mouth disease)引起的急性传染病,多发生于学龄前儿童,尤以 3 岁以下年龄组发病率最高。病人和隐性感染者均为传染源,主要通过消化道、呼吸道和密切接触等途径传播。主要症状表现为手、足、口腔等部位的斑丘疹、疱疹。少数病例可出现脑膜炎、脑炎、脑脊髓炎、肺水肿、循环障碍等,多由 EV71 感染引起,致死原因主要为脑干脑炎及神经源性肺水肿。

4.5.1 病因

本病的发生与柯萨奇病毒 A5、A7、A9、A10、A16、B3、B5 以及肠道病毒 71 型有关,以 A16 最常见。病毒为单链 RNA 病毒,对外界抵抗力较弱。病毒主要通过粪 - 口途径传播,亦可通过飞沫经呼吸道传播,疱液、咽部分泌物和粪便中均可分离出病毒。

4.5.2 临床表现

潜伏期多为 2 ~ 10 天,平均 3 ~ 5 天。

4.5.2.1 普通病例表现

急性起病,发热,口腔黏膜出现散在疱疹,手、足和臀部出现斑丘疹、疱疹,疱疹周围可有炎性红晕,疱内液体较少。可伴有咳嗽、流涕、食欲缺乏等症状。部分病例仅表现为皮疹或疱疹性咽峡炎。多在一周内痊愈,预后良好。部分病例皮疹表现不典型,如:单一部位或仅表现为斑丘疹。

4.5.2.2 重症病例表现

少数病例(尤其是小于 3 岁者)病情进展迅速,在发病 1 ~ 5 天左右出现脑膜炎、脑炎(以脑干脑炎最为凶险)、脑脊髓炎、肺水肿、循环障碍等,极少数病例病情危重,可致死亡,存活病例可留有后遗症。

神经系统表现:精神差、嗜睡、易惊、头痛、呕吐、谵妄甚至昏迷;肢体抖动,肌阵挛、眼球震颤、共济失调、眼球运动障碍;无力或急性弛缓性麻痹;惊厥。查体可见脑膜刺激征,腱反射减弱或消失,巴氏征等病理征阳性。

呼吸系统表现:呼吸浅促、呼吸困难或节律改变,口唇发绀,咳嗽,咳白色、粉红色或血性泡沫样痰液;肺部可闻及湿啰音或痰鸣音。

循环系统表现:面色苍灰、皮肤花纹、四肢发凉,指(趾)发绀;出冷汗;毛细血管再充盈时间延长。心率增快或减慢,脉搏浅速或减弱甚至消失;血压升高或下降。

4.5.3 诊断和鉴别诊断

4.5.3.1 实验室检查

(1)血常规

白细胞计数正常或降低,病情危重者白细胞计数可明显升高。

(2)血生化检查

部分病例可有轻度谷丙转氨酶(ALT)、谷草转氨酶(AST)、肌酸激酶同工酶(CK-MB)升高,病情危重者可有肌钙蛋白(cTnI)、血糖升高。C反应蛋白(CRP)一般不升高,乳酸水平升高。

(3)血气分析

呼吸系统受累时可有动脉血氧分压降低、血氧饱和度下降,二氧化碳分压升高,酸中毒。

(4)脑脊液检查

神经系统受累时可表现为:外观清亮,压力增高,白细胞计数增多,多以单核细胞为主,蛋白正常或轻度增多,糖和氯化物正常。

(5)病原学检查

CoxA16、EV71等肠道病毒特异性核酸阳性或分离到肠道病毒。咽、气道分泌物、疱疹液、粪便阳性率较高。

(6)血清学检查。

急性期与恢复期血清CoxA16、EV71等肠道病毒中和抗体有4倍以上的升高。

4.5.3.2 鉴别诊断

(1)其他儿童发疹性疾病

手足口病普通病例需要与丘疹性荨麻疹、水痘、不典型麻疹、幼儿急疹、带状疱疹以及风疹等鉴别。可根据流行病学特点、皮疹形态、部位、出疹时间、有无淋巴结肿大以及伴随症状等进行鉴别,以皮疹形态及部位最为重要。最终可依据病原学和血清学检测进行鉴别。

(2)其他病毒所致脑炎或脑膜炎

由其他病毒引起的脑炎或脑膜炎如单纯疱疹病毒、巨细胞病毒(CMV)、EB病毒、呼吸道病毒等,临床表现与手足口病合并中枢神经系统损害的重症病例表现相似,对

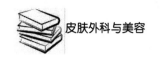

皮疹不典型者,应根据流行病学史尽快留取标本进行肠道病毒,尤其是 EV71 的病毒学检查,结合病原学或血清学检查做出诊断。

(3)脊髓灰质炎

重症手足口病合并急性弛缓性瘫痪(AFP)时需与脊髓灰质炎鉴别。后者主要表现为双峰热,病程第 2 周退热前或退热过程中出现弛缓性瘫痪,病情多在热退后到达顶点,无皮疹。

(4)肺炎

重症手足口病可发生神经源性肺水肿,应与肺炎鉴别。肺炎主要表现为发热、咳嗽、呼吸急促等呼吸道症状,一般无皮疹,无粉红色或血性泡沫痰;胸片加重或减轻均呈逐渐演变,可见肺实变病灶、肺不张及胸腔积液等。

(5)暴发性心肌炎

以循环障碍为主要表现的重症手足口病病例需与暴发性心肌炎鉴别。暴发性心肌炎无皮疹,有严重心律失常、心源性休克、阿斯综合征发作表现;心肌酶谱多有明显升高;胸片或心脏彩超提示心脏扩大,心功能异常恢复较慢。最终可依据病原学和血清学检测进行鉴别。

5 皮肤美容治疗技术

5.1 皮肤美容常用技术

5.1.1 皮肤磨削术

皮肤磨削术,是对表皮和真皮浅层进行磨削的一种手术。磨削后,残存的皮肤附属器(毛囊、皮脂腺、汗腺)会迅速形成新的表皮,伤口几乎不留或极少留有疤痕而愈合。

5.1.1.1 适应证

痤疮、水痘、天花的后遗凹陷性疤痕。

大面积雀斑,陈旧性扁平疣。

轻度高低不平的增生性疤痕边缘。

植皮后色素沉着,细小皱纹。

文身、粉尘爆炸染色。

黄褐斑、太田痣、鲜红斑痣、化妆品引起的色素沉着应作为禁忌证。

5.1.1.2 手术方法

一般选用局部浸润麻醉,并用专门磨削机,或用牙科钻机代替磨削机磨削。局麻后磨削时,将速度调到 5000~10000r/min,用左手食指和拇指固定绷紧皮肤进行磨削,磨削雀斑或陈旧性扁平疣及植皮后色素沉着时,以磨掉病变为止,一般这些病变状均在表皮层,磨削没有明显渗血。磨削凹陷性疤痕时,主要是磨削凹陷性边缘,磨削到点状均匀性渗血为止。过浅效果不好,过深达真皮深层会遗留疤痕。术中,高速旋转磨头有可能伤及眼睛、嘴角等处,应严加保护。全面磨削一般应先磨额部,再磨两侧面颊,然后再磨鼻部及口周,最后小心地磨削眼周。待全部磨削完毕,用生理盐水纱布擦拭干净,发现个别地方还未磨到,可补磨。

磨削结束时,先用生理盐水清洗创面,并用纱布轻轻擦干,检查确无明显渗血后,

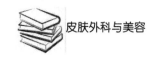

在磨削的创面覆盖一层油纱,并在油纱上滴庆大霉素以预防感染。在油纱上贴置8~12层无菌纱布。因磨削术后48h内渗血明显,因而敷料应稍厚些,3天以后渗血减少并逐渐停止,5~6天可去除外敷料。油纱层,一般要到10天左右才可用生理盐水浸湿后小心揭去。注意,决不可强行揭去油纱层,因为此时新生上皮还特别脆弱,与深层的真皮结合不密切,强行揭去油纱,极易将上皮撕脱,造成创面出血,遗留疤痕。

此外,全面磨削后包扎敷料时,应在受术者的眼、鼻孔、口处的敷料上开口,并加适当固定;进食、进水时,要特别注意保持口周围敷料的清洁和干燥,以防感染。初次揭去敷料后,为保护新生皮肤,可适当涂些抗生素软膏,也有人主张涂擦含激素类的抗生素软膏。两周后可进行化妆。为防止术部色素沉着,应避免日光直射,一般可戴口罩或宽边帽等,也可使用防晒霜。

5.1.1.3 注意事项

掌握好磨削深度。有人怕磨削过深遗留疤痕。其实只要掌握好磨削深度不会遗留疤痕。一般磨削至真皮乳头层,即出现均匀的点状出血即可。此外面颊部因有丰厚的皮下组织可磨深一些,眼睑及口周部位皮肤薄,皮下为眼轮匝肌和口轮匝肌无多少皮下组织应磨薄一些。女同志脸部皮肤相对薄一些,应磨浅一些。

掌握好磨削面积。一般来说,痤疮等疤痕在哪个部位有就磨哪个部位,没有病变的部位不必磨。对于雀斑及陈旧性扁平疣等浅而面积大的病变区,为了使磨削后的颜色一致,应尽可能将整个颜面都进行磨削。由于磨削深度不深,病人术后渗出少,恢复快,而又避免了整个面部磨削区与非磨削区的颜色的不一致。磨削时应注意在磨凹陷性疤痕时主要是磨凹陷性疤痕的周围,而不是它的中心凹陷部位。

磨削疤痕要先松解。在磨削凹陷性疤痕时,应用小尖刀片先将凹陷性疤痕横竖划几刀,深达真皮,使疤痕松解,向上弹起,然后再磨削。

磨削与其他手术相结合。对老年人的天花疤痕,由于面部皮肤已经松弛,若先行除皱再做磨削术,则由于皮肤绷紧,天花疤痕已变浅,磨削效果要好。另外对天花、痤疮及水痘等较大凹陷性疤痕则可用小尖刀片将这些较大的凹陷性疤痕按自然皱纹方向予以梭形切除缝合然后再予以磨削,则综合手术效果会好一些。

5.1.2 酒渣鼻切割术

5.1.2.1 适应证

(1)酒渣鼻(毛细血管扩张期及鼻赘期)

(2)浅表毛细血管扩张症

(3)鼻红粒病

5.1.2.2 禁忌证

(1)同皮肤磨削术

(2)术前准备

(3)同皮肤磨削术

5.1.2.3 操作要点

手术前常规消毒、铺巾。

麻醉,采用局部浸润麻醉和(或)神经阻滞麻醉,常用三角形鼻部浸润麻醉,勿将麻醉药直接注射于鼻尖部。注完麻醉液后用左手垫以消毒纱布轻度按揉鼻部1min,使麻醉药均匀扩散。

手术操作。调整五锋刀刀锋长度,根据皮损的表面粗糙程度来决定,若仅为毛细血管扩张,刀刃只需外露0.8mm即可;若表面粗糙明显,可外露1.2mm,平均为1mm。施术者一手持刀,一手固定施术部位,在病变处纵横交错做十字形交叉,反复切割,用纱布止血,直至赘生组织被消除,扩张的毛细血管被充分切断,对增生明显的鼻赘,可先在局麻下用普通手术刀切除,使其接近鼻正常外形后,再用五锋刀治疗。用纱布压迫1~2min,移去纱布,不再有渗血,即可包扎;

术后处理同皮肤磨削术。

5.1.2.4 注意事项

严格选择手术对象,此手术仅限于酒渣鼻有明显毛细血管扩张,表皮粗糙、增生,甚至形成鼻赘而用各种保守治疗无效者

3个月来无明显脓疱及炎症反应者方能手术,以防遗留凹陷性瘢痕

严格控制五锋刀进刀深度,宁浅勿深,若一次手术不彻底,可3个月至半年后重复手术,以免造成瘢痕。

术后创面必须保持干燥、清洁,以保证创面皮肤自然愈合。

对新形成的鲜嫩皮肤一般不用任何药物,以免药物刺激幼嫩的皮肤细胞。

若仅为毛细血管扩张,可用三锋刀治疗,切割时顺皮纹切割。

5.1.3 皮肤肿物切除术

5.1.3.1 适应证

皮肤良性或恶性小肿物、皮肤活组织取材等。

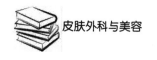

5.1.3.2 禁忌证

同活检术。

5.1.3.3 操作要点

主要器械。消毒切开包或环钻器

常规消毒皮肤、铺巾、局部浸润活区域阻滞麻醉

皮肤切口设计、切开方法、止血、缝合等同美容外科学部分。

5.1.3.4 注意事项

皮肤良性肿物,可仅切除肿物。皮肤恶性肿物,则须多切 5～10mm 肿物周围正常皮肤,或在冷冻切片指导下切除。必要时术前还需 X 线或超声等检查以判断肿瘤侵犯深度。

耳前、颊部皮肤肿物切除,由于接近面神经,尽量不要深入到面颊浅筋膜以下,以免损伤面神经。

皮肤囊肿的切除应完全切除,保持囊壁完整,以免复发。

治疗过程中力求保护自然解剖位置,减少瘢痕及色素沉着形成。

5.1.3.5 术后处理

同美容外科术后处理。

5.1.4 拔甲术

5.1.4.1 适应证

顽固性甲癣、嵌甲、甲下感染等。

甲周疣、甲下外生骨疣、甲下血管瘤的辅助治疗

5.1.4.2 禁忌证

同皮肤磨削术

5.1.4.3 操作要点

主要器械:常规消毒切开包。

常规消毒:神经干阻滞麻醉,用橡皮条或纱布扎缚指(趾)根部防止出血过多,并能维持麻醉效果。

手术操作:先用手术刀锋或刀背锋利甲皱襞及甲床,然后用直式止血钳夹住甲板,稍加拨动或旋转即可拔除病甲。甲床盖凡士林纱布,然后用消毒纱布包扎。

5.1.4.4 术后处理

换药。感染性创面每日换药直至创面愈合。无菌性创面5~7d更换敷料。

可以甲周围细菌感染就医者术后服抗生素5~7d。

5.1.5 刮除术

5.1.5.1 适应证

各种疣(如寻常疣、传染性软疣、尖锐湿疣等)、化脓性肉芽肿、脂囊瘤、软组织纤维瘤、小的皮角及老年性角化症等。

5.1.5.2 禁忌证

恶性黑色素瘤,余同皮肤磨削术。

5.1.5.3 操作要点

主要器械:常规消毒切开包,不同规格及形状的消毒刮匙。

常规消毒:行区域阻滞麻醉,主要注射于损害地步,使之周围隆起而较坚实,有利于刮除。

手术操作:选取大小合适的刮匙,稍用力沿赘生物外缘旋转一周,是赘生物与周围组织分离,并顺势将赘生物刮除。对位于皮下的脂囊瘤等,在瘤体中央作意2~3cm长的切口,刮匙伸入其中,将脂囊瘤与周围组织分离,将其挤出或掏出。用凡士林纱布覆盖,包扎。一般7~10d可愈合。

5.1.5.4 注意事项

皮损如有炎症,应先消炎治疗,带炎症消退后再刮除。

5.1.6 自体表皮移植术

5.1.6.1 适应证

白癜风。

5.1.6.2 禁忌证

皮损局部有炎症或感染。

严重内脏疾病。

白癜风活动期。

5.1.6.3 术前准备

同皮肤磨削术。

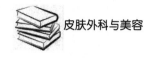

5.1.6.4 操作要点

主要器械:带有负压表的吸头,表皮分离机。

常规消毒:白癜风患处及适宜的正常皮肤,不需要麻醉。正常皮肤可取腹部或大腿内侧非暴露部位皮肤。

手术操作:用表皮分离机对白癜风皮损及正常处皮肤相同面积同时施加 26.6 ~ 66.5kPa(200 ~ 500mmHg)的负压,1 ~ 2h 后(不同型号机器可能不同)两处均可产生水疱。在无菌操作下用虹膜剪剪去白斑处疱壁,暴露创面。然后在剪下供区疱壁,置载物玻璃上,去除疱壁内面的纤维蛋白后,贴敷到白斑区创面上。用含抗生素的凡士林纱布及无菌纱布包扎、弹力绷带固定 7 ~ 10d,通常在移植后 14d 左右白斑上开始出现色素,1 ~ 3 个月多可治愈。

5.1.6.5 术后处理

口服抗生素 5 ~ 7d。

告知就医者勿摩擦触碰植皮区,以免移植表皮移位,手术失败。

5.1.6.6 注意事项

贴敷时必须保证表皮面朝上和平整。

5.1.7 腋臭手术

5.1.7.1 适应证

臭汗症。

手术者无活动性肺结核、无腋下淋巴结肿大一级腋部手术史,无局部注射硬化症史或激光治疗史。

5.1.7.2 禁忌证

同皮肤削磨术。

5.1.7.3 术前准备

同皮肤削磨术。

剃去腋毛。

5.1.7.4 操作要点

主要器械:手术切开包,大、小柳叶刀,大、小铲刀,刮匙。

常规消毒,铺巾,行区域阻滞麻醉。

手术操作:就医者仰卧位,在腋毛区中部下缘做长 2.5~3cm 的横行切口或纵切口。用铲刀、刮匙等器械从不同方向,将附着于真皮的脂肪阻滞彻底刮除,用填塞纱布压迫止血后,取出纱布即可缝合。将一纱布球缝在伤面封闭死腔并放置橡皮条引流,次日拆除纱布球抽出橡皮条,7d 后拆线。

5.1.7.5 注意事项

深度以真皮与脂肪层交界处为宜,不宜太深以避免误伤皮下血管网。也不能太浅,以避免表皮坏死。

剥离的皮瓣内面不能留有脂肪球。

5.1.7.6 术后处理

术后应用抗生素。

术后 7d 内两臂不可剧烈运动。

5.1.8 足病修治术

5.1.8.1 适应证

鸡眼、胼胝、拓疣、点状掌拓角化症等。

5.1.8.2 禁忌证

同皮肤磨削术。

5.1.8.3 术前准备

术前谈话,交代目的、方法及可能出现的并发症等注意事项。

5.1.8.4 操作要点

主要器械:片形、条形治疗刀。

手术操作:常规消毒皮肤,无需麻醉。用片形刀沿角质增生区与正常皮肤间行圈状切口,约深1mm.用有齿镊子将角质增生块提起,用片形刀或条形刀沿病变及正常组织之间进行分离,直至将病变组织全部挖出。如病损块地步有嵌在真皮上不的角质块应予剔除,直至见到浅红色真皮为止,术后用愈裂贴膏贴患处,每 3 天换 1 次直至愈合。

5.1.8.5 术后处理

术后 1 周内避免沾水。

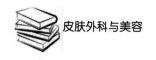

5.1.9 毛发移植术

5.1.9.1 适应证

各种原因引起的毛发稀少或小片缺如,如男型秃发、瘢痕性秃发、脱眉等。

供区(多为枕项区)发源良好。

5.1.9.2 禁忌证

同皮肤磨削术

5.1.9.3 术前准备

术前谈话,交待目的、方法及可能出现的并发症等注意事项,完善各种检查(详见皮肤磨削术)。

剪短供区毛发,洗净吹干,喷洒抗生素液消毒。

发型或眉形设计。

5.1.9.4 操作要点

主要器械。手术切开包,环钻器、7 号注射针头、拔毛镊子、植毛针及推毛针等。

局部常规消毒,浸润麻醉。

单株植毛术。适用于屠眉及小片秃发。先在供区用拔毛镊子沿毛发生长方向取出带有安全毛囊及毛球的单株毛发,再用 7 号针头打孔或用植毛针直接植入设计好的植毛处。每株间隔 1mm 左右,植毛完成后术野用凡士林纱布覆盖,再盖以消毒纱布、胶布固定。

柱状植毛术。先在供皮区切取带毛皮片,再分割成毛柱或环钻器直接采取带毛皮柱,每柱含毛 3 或 4 根。在植毛区用环钻器钻孔,取出原有无毛皮柱,再将带毛皮柱植入,压迫止血、包扎。

游离皮片植毛术。分别在供毛区及无毛区取相同大小或供区略大的皮片,将带毛皮片植入无毛区内,连续或间断缝合,打包固定,加压包扎,弹力帽外固定。

邻近皮肤扩张后修复术。利用软组织扩张器扩张秃发区邻近毛发正常头皮,以取得足够供皮修复秃发区,详见美容外科部分。

5.1.9.5 术后处理

术后 1 周高枕位,以减少面部水肿和皮下淤血。

术后 2~3d 避免重体力活动。

术后 1 周内用抗生素。

移植 2 个月内,避免直接日晒。

5.1.9.6　注意事项

植毛前必须根据医学审美及美容心理精心设计眉形和发型,以达满意效果。

供区注射的麻醉药不应含有肾上腺素。

在受区置放移植皮片时,应注意毛囊和毛发方向与原有发型或眉形一致。

术后不可损伤毛乳头

由于受区皮肤打孔是按一定距离,以保证移植皮肤的血液供应和良好生长,所以要获得理想的手术结果,需行 3 或 4 次手术,每次间隔 3 个月左右。

5.2　物理美容治疗技术

物理美容治疗技术是利用物理(如电、光、温热、冷冻等)手段治疗某些损容性皮肤损害,以达到美化容貌的目的。与其他的物理疗法不同的是,物理美容治疗技术是针对人体的审美缺陷来进行美学要求的设计,使仪器设备在功能和操作技能上最大限度地满足美容就医者的审美需求。物理美容治疗技术包括的美容治疗项目种类较多,目前较常用的医学美容技术项目主要有激光、电疗、低温冷冻等。

5.2.1　激光美容治疗技术

激光美容技术分为弱激光美容技术、强激光美容技术和激光光动力学美容技术。

常用强激光有连续、半连续激光、脉冲激光。新型脉冲激光分为长脉冲激光(脉宽为毫秒级)和短脉冲激光(脉宽为纳秒级)

(1)连续、半连续激光

常用有连续波 CO_2 激光,Nd – YAG 激光、氩激光、铜蒸汽和溴化铜激光等。

适应证:①损容性良性病变,包括各种疣、色素痣、血管瘤、脂溢性角化病(老年疣)、皮赘及皮肤囊肿等。②异物去除,包括各种粉尘沉着,不良纹饰(不良文眉、文眼线、文唇、文身)等。③作为"光刀"进行切割,用于毛发移植、重睑、去眼袋等各种美容手术。④腋臭、穿耳孔等。

禁忌证:①瘢痕体质。②凝血机制障碍、免疫功能低下、全身或局部有感染病灶和慢性消耗性疾病者。③各种精神及心理异常者慎用。

操作要点:①常规消毒,根据患者具体情况选择麻醉方式。②操作者戴防护镜,以

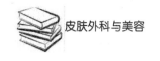

保护眼睛,必要时给患者戴眼罩或置眶内保护器。③接通电源,调试激光器至工作状态,先在纸板上试验调整合适的治疗参数。④治疗时应对要求病人高度配合,并对治疗部位周围正常组织采取保护措施。⑤及时清除炭化组织,必要时可用生理盐水或75%乙醇反复清洗创面,知道确认病变组织被彻底清除为止。

术后处理:外用抗生素膏药,必要时外科换药并全身应用抗生素预防感染。

注意事项:①保持创面干燥清洁,避免水及化妆品污染伤口。②避免剧烈运动,以防伤口牵拉裂开。③痂皮应自然脱落,不得提前揭去,以防瘢痕增生。

并发症及防治:①感染多见于创面较大、较深者。术后应避免水浸湿,定期换药观察并全身给予抗生素防治感染。②瘢痕由于连续、半连续激光热效应为非选择性,多数术后留有浅表柔软菲薄的瘢痕,如气化太深或患者为特殊体质,可产生肥大性瘢痕。治疗操作宜用较小功率由浅入深,创面力求均匀平整,以减少瘢痕产生。③色素沉着可为暂性。口服维生素 C,局部外擦氢醌霜。

(2)长脉冲激光

常用的长脉冲激光包括翠绿宝石激光、半导体激光、Nd:YAG 激光、染料激光、红宝石激光、超脉冲 CO_2 激光、铒激光等。脉冲时间通常为 1.5~100m/s 不等。

适应证:①多毛症常用翠绿宝石激光、半导体激光和红宝石激光。②血管增生性病变如毛细血管扩张、鲜红斑痣、蜘蛛痣、浅表血管瘤,常用 Nd:YAG 激光的倍频532nm 波长,染料激光 585nm 或 595nm 波长。③各种美容手术切割及皮肤磨削、去皱,常用超脉冲 CO_2 激光、铒激光。

禁忌证:①超脉冲 CO_2 激光和铒激光磨皮去皱时慎用于内分泌及免疫功能紊乱者,如艾迪生病、红斑狼疮、白癜风进行期及 1 个月内应用激素类、水杨酸类、光敏性药物者。②其他同连续、半连续激光的禁忌证。

操作要点:①术前准备。脱毛应剃毛备皮:磨皮去皱术前 2 周最好外用 0.025%的维 S 酸霜及广谱遮阳霜,必要时可于术前 1~3d 口服抗生素及阿昔洛韦等抗病毒制剂,并根据病人具体情况决定是否需要体检或化验检查。②常规消毒,根据患者具体情况选用麻醉方式。③接通电源预热激光器,调试合适参数先在病变处试验 1 或 2 个光斑观察反应,尤其应注意脉宽时间。④染料激光能量应由小到大,光斑重叠不超过10%~30%,并根据个体反应情况及调整参数。⑤治疗间隔时间一般脱毛不短于 1.5个月,其他不短于 2 个月,或根据患者的具体情况而定。

注意事项:①脱痂后注意避光,禁用光敏性药物和食物,必要时外用氢醌霜和维 A酸霜。②其他同连续、半连续激光。

并发症及防治:①感染愈合过程中出现创面红肿或脓性分泌物时,应及时处理,必要时全身应用抗生素。②紫癜及出血见于闪光灯泵式脉冲染料激光(PDL),术后及时冷敷并禁服抗凝药物。③瘢痕多由瘢痕体质、感染或治疗参数设置不当所致,可采用磨削术治疗。④脓疱性丘疹见于某些全面部或口周激光磨皮的患者,术后出现泛发性脓疱丘疹,伴有烧灼痛且伤口愈合延迟,可能与伤口酵母菌感染有关。每日口服伊曲康200mg,2~5d可基本治愈。⑤红斑和点状色素沉着较常见于超脉冲 CO_2 激光,为暂时性,数月后可自然消退。⑥单纯疱疹见于激光磨削术的患者,术后出现典型的急性口周单纯疱疹。用阿昔洛韦或万洛韦治疗可完全治愈。

(3)短脉冲激光(Q开关激光)

目前常用的有Q开关红宝石激光、Q开关翠绿宝石激光、Q开关 Nd:YAG 激光。

适应证:①浅表色素增生性病变,如雀斑、雀斑样痣、咖啡斑、色素沉着等,常用Q开关 Nd:YAG 激光倍频532nm波长或Q开关红宝石激光。②较深部色素增生性病变,可用Q开关翠绿宝石激光。③深部色素增生性病变,如各种色素斑痣,眼颧部褐蓝痣、颧部褐青色痣、各种文刺去除等。可用Q开关 Nd:YAG 激光1064nm波长。④浅表血管增生性病变,如毛细血管扩张、鲜红斑痣、蜘蛛痣等,可用Q开关 Nd:YAG 激光倍频532nm或585nm波长。

禁忌证:同长脉冲激光。

操作要点:①常规消毒,根据患者具体情况选择麻醉方式。②操作者戴防护镜以保护眼睛。必要时给患者戴眼罩或眼内放保护器。③接通电源预热激光器,调试合适能量参数。④根据病变部位、颜色深浅选择能量密度。通常病变组织变白即可。光斑应全部覆盖病变区域,重叠部分不超过10%,避免在同一部位反复照射。⑤对头面部、颈部皮肤较薄的部位,尽可能采用大光斑治疗。

术后处理:创面术后冷敷以减轻水肿和疼痛,外涂抗生素软膏,通常暴露或无菌纱布包扎。

注意事项:①术后保持创面清洁干燥,避免湿水或化妆品污染伤口。②一般术后1~2周自然脱痂,勿强行揭去痂皮。③痂皮脱落后应避免日晒,可外搽防晒剂以防色素沉着。④重复治疗时隔时间不少于2~3个月。

并发症及防治:①感染较大创面偶见并发感染,应严格无菌操作,术后注意护理,必要时应用抗生素。②角膜损伤偶见,常见治疗睑缘病变时麻醉效果不理想或患者配合不好所致,治疗前应尽可能使用眼内保护器。③瘢痕多为瘢痕体质、创面感染或治疗参数设置不当所致。④色素沉着多见于内分泌紊乱及皮肤较黑者,可服用维生素C

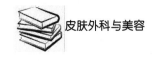

和维生素 E。外擦氢醌霜火维 A 酸霜预防。⑤眉毛、睫毛暂时脱落偶见于去除文眉、文眼线者,通常可再生。⑥文身处染料黑变去除文身、文眉后有可能出现红色色素或其他鲜艳色素变为黑色、棕色、蓝色等,可能为色素的三氧化二铁被还原为氧化铁所致,可先小面积试验性治疗,观察颜色改变情况。⑦紫癜约持续 2 周以上,可自行消退。

5.2.2　激光光动力学美容技术

激光光动力学美容技术是指用激光作为光源的光动力学治疗的一种美容技术,其特点是有选择地破坏病变组织,对正常组织的损伤很小,故治疗后瘢痕很小或无瘢痕,可达到对某些皮肤损害美容治疗的目的。

5.2.2.1　适应证

体表血管增生性病变,如鲜红斑痣、浅表血管瘤。

各种体表良性肿瘤等。

5.2.2.2　禁忌证

对光敏感者慎用。

对光敏剂皮试阳性者。

凝血机制障碍者。

5.2.2.3　操作要点

光敏剂的选择。目前光敏剂常用血卟啉衍生物(HpI),剂量通常为 2.5 ~ 5.0mg/kg。

光敏剂做皮肤过敏试验(皮肤划痕)。

静脉注射或加生理盐水静滴光敏剂,18 ~ 72h 后用激光照射病变,亦可局部注射或外敷,30min 后照射 15 ~ 20min。

光源的选择常用 620 ~ 640nm 的红光谱,如若丹明 6G 激光(630nm),氦氖激光(632.8nm)、氩离子激光(630nm)、氪离子激光(647.1nm),照明功率密度如为 100W/cm2 时,照射时间为 5 ~ 20min,根据病变大小可一次或分次,分区进行。

5.2.2.4　注意事项

治疗室所有人员应戴护目镜。

治疗时用铝铂遮盖保护照射区周围的正常皮肤。

术后禁用光敏性药物和食物。

术后 1 周内避光(包括看电视)1 个月内避免日光直接照射。

治疗间隔 2~3 个月。

5.2.2.5　并发症及防治

皮肤过敏反应常表现为头面皮肤红肿,可全身应用抗组胺药或皮质激素。

局部疼痛一般 7~10d 可减轻,严重者给止痛药。

局部出血 多由病变侵犯或接近较大的血管,治疗后坏死组织脱落引起后 1~2 周内应密切观察。

5.2.3　宽带强脉冲光美容治疗技术

宽带强脉冲光美容治疗技术在美容医疗中的应用始于 20 世纪 90 年代初。经过 10 余年的临床应用,证明能起嫩肤作用,即帮助皮肤年轻化,还可治疗部分色素性疾病和微血管性疾病。该项技术具有微创、安全、有效的特点。治疗后部需要休息,可立刻工作。

5.2.3.1　适应证

老化的皮肤使老化的皮肤年轻化。如经强脉冲光治疗后使皮肤真皮层增厚、胶原增加、皮肤强行增强、变白、粗大毛孔变小、粗糙的皮肤变得细腻,消除微细的皱纹等。

色素性疾病如日光损害性疾病、老年斑、点状色斑、色素沉着、雀斑等。

良性血管性疾病毛细血管扩张(酒渣鼻、面部潮红等)、皮肤异色症等。

5.2.3.2　禁忌证

近期接受阳光暴晒及打算在阳光下度假的人群。

孕妇。

光照射引起的疾病,如日光性皮疹等。

光敏性皮肤及使用维 A 酸等光敏性药物的人群。

糖尿病患者。

怀疑患有皮肤癌者。

对手术效果期望值过高者。

有瘢痕疙瘩病史者。

5.2.3.3　操作技术

术前清洁面部后,治疗部位涂布冷凝胶。

选择恰当的治疗参数,一般常采用:脉宽 2.4~6.0ms;2~3 个脉冲;能量密度为

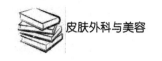

$24 \sim 36 J/cm^2$。脉冲延长时间:20ms,3~4周治疗一次,每5~6次为一个疗程。

根据皮肤颜色和病变的不同可选择不同的参数。恰当地选择波长、能量密度、脉宽、热弛豫时间、脉冲延长、光斑、表面冷却等参数可提高疗效,但要防止能量过大引起皮肤损伤。

5.2.3.4　并发症

少数出现暂时性紫癜、水肿或水疱。

极少出现色素减退或色素脱失。有可能出现在皮肤较黑的人和接受日光暴晒的人。

5.2.3.5　注意事项

通常治疗后病灶潮红,并即刻颜色加深,12~24h后会缓解,这是有疗效的表现。

如治疗时无上述反应可适当少量增加能量密度,一般增加$1 \sim 2 J/cm^2$。

治疗时最好将皮肤拉紧或略伸展。

治疗头始终与皮肤平行,保持疗效均匀。

治疗头光导晶体表面距皮肤表面2~3mm;对眼睑、唇周等光敏感部位距离可为5mm;对皮下组织较少的部位,如前额,也可提高治疗头,同时应将能量密度降低10%。

对即刻反应重的部位禁用两次扫描。

5.2.3.6　术后处理

治疗部位冷却时间至少15min,直到热敏感减退。

治疗后避免使用热水,应使用冷水清洁皮肤。

可使用保湿化妆品。

5.3　美容文饰技术

5.3.1　一般性技术操作规范

美容文饰技术是以人体美学理论为指导,以人体解剖生理学为基础,运用文饰器械将色料刺入人体皮肤组织内,使其永久性着色,达到美化容貌目的的一种医疗美容技术。文饰技术的操作必须遵循医学和美学的原则,避免发生"交叉感染"和"损容"事故。

5.3.1.1 文饰前准备

美容心理咨询。医者须客观地向美容就医者讲明注意事项、文饰设计、文饰后的效果及可能出现的并发症。

医者应了解受饰者的全身状况,例如有无药物过敏史及瘢痕体质,有无精神异常等。

美容就医者须进行必要的检查,排除心脏病、高血压、糖尿病、血液病或出血倾向、传染性疾病等。

照相、填写文饰同意书或协议书。

文饰用品须经过消毒灭菌,防止交叉感染。

医者须洗手,美容就医者须清洁面部皮肤,文饰的部位皮肤常规消毒。

5.3.1.2 机器使用注意事项

文饰前检查机器性能,保证安全使用。

持机的手需有支点,以保证文饰动作的稳定。

根据文饰的深浅选择适当的档位。

暂停文饰时,需关机。

文饰机出现故障时,应及时停机。

文饰完毕,用消毒液擦拭机身,卸下针套,清洗后浸泡于消毒液中;文饰针为一次性用品,若再次使用必须经高压高温消毒。

5.3.2 文眉技术

5.3.2.1 适应证

眉毛稀疏、散乱、色淡者。

双侧眉形不对称者。

眉毛残缺不全(如断眉、半截眉)者。

眉毛发白、脱落,眉中有瘢痕者。

要求美化眉形者。

5.3.2.2 禁忌证

眉部皮肤有炎症、皮疹或过敏者。

眉部创伤未愈合者。

有传染病或皮肤病者。

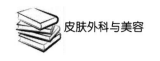

瘢痕体质或过敏体质者。

精神、情绪不正常(不配合或期望过高)者。

严重糖尿病、高血压、心脏病患者。

面神经麻痹者。

犹豫不决者为相对禁忌证。

5.3.2.3 操作要点

使用消毒过的文饰用品。

设计符合审美标准的眉形,并与受饰者达成共识。

受饰者头部置于舒服且便于文饰的位置。

清洁消毒眉部皮肤,医者戴无菌手套。

局部麻醉,也可不用麻醉。

遵循文饰原则进行文饰操作,文饰深度不可超过真皮浅层(以无明显出血为宜)。

文饰中用消毒液清除浮色,观察着色效果,酌情补色。

文饰完毕,在眉部涂抹少许抗生素眼药膏,预防感染。

5.3.2.4 注意事项

设计眉形时应观察眉毛的动态形态,如扬眉、皱眉时的对称性。

切忌剃光眉毛,以免影响文饰的效果。

严格无菌操作,须一人一针,防止交叉感染。

文饰深度不超过表皮下 1~1.5mm,以不出血为准。

操作时文针切记误伤受饰者的眼睛。

文饰后应经常修眉以保持理想眉形。

5.3.2.5 并发症及其处理

脱色文饰痂皮脱落后,颜色变浅、着色不匀,可在 1 个月后补色。

局部感染极少发生,如文眉区出现红、肿、热、痛反应,应及时局部换药,口服抗生素。

交叉感染文饰后发生肝炎等传染病,应及时早期到医院进行专科治疗。

变应性反应局部出现皮疹、红肿、水疱、溃烂、渗液,严重者出现全身症状,应尽快到医院处理。

5.3.3 文眼线技术

5.3.3.1 适应证

重睑者(大小眼睛均可)。

睫毛稀少、睑缘苍白、眼睛无神者。

眼形不佳,欲美化者。

倒睫、眼袋术后,欲遮盖切口痕迹者。

希望美化眼形且条件具备者。

5.3.3.2 禁忌证

眼部疾患者(如睑缘炎、睑腺炎、结膜炎、睑缘痣、赘生物等)。

睑外翻、甲亢、眼球突出者。

瘢痕体质、过敏体质者。

严重疾病者,

精神状态异常、心理准备不充分、期望值过高者。

单睑、眼睑松垂者,应在美容手术后再文饰。

5.3.3.3 操作要点

文饰前用眼药水滴眼数次;戴接触镜者,卸掉镜片。

用无刺激的消毒液消毒睑部

用0.5%~1%丁卡因表面麻醉或局部浸润麻醉。

分开眼睑,暴露睫毛根部。

沿上、下眼线的标准位置反复文饰,直至上色。

一般同时文双侧下眼线或双侧上眼线,便于比较两侧的对称性。

文饰结束,擦去浮色,用眼药水冲洗双眼,涂少许眼药膏于文饰部位。

5.3.3.4 注意事项

文饰不可过深,以不出血为宜,以免造成眼睑水肿、色料渗漏、洇色。

上眼线应文在睫毛根部及上缘,较下眼线宽、颜色较深,内细外宽;下眼线应文在靠近睑缘睫毛根内侧,细而光滑、整齐,内侧窄于外侧,内侧不超过泪小点。

文饰后勿揉眼睑,每日数次用眼药水点眼。

5.3.3.5 并发症及其处理

脱色文饰后3~5d脱痂;颜色变浅,1个月后可补文。

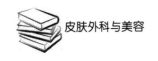

颜色变蓝文饰液质量差、调配比例不当或文饰过深所致;1个月后,可选择其他方法覆盖或修改。

洇色因局部组织疏松、文饰过深,色料随血液跨撒所致;操作者手法应轻柔、熟练在麻药中加入适量肾上腺素,可防止洇色;求美者应避开月经期或其他出血期。一旦发生洇色,处理比较困难呢,可采用激光或手术切除。

皮下淤血因局麻时注射针头刺破小血管所致;可立即压迫出血部位3～5min,出血明显者,停止操作;文饰结束立即冷敷约30min,术后2d热敷促进淤血吸收。采用阻滞麻醉或表面麻醉可避免刺破局部血管发生淤血。

眼睑肿胀为注射麻药、文饰刺激所引起,不需处理,1～3d可恢复正常。

5.3.4 文唇(唇线、全唇)技术

5.3.4.1 适应证

唇红缘不清晰、不明显、不整齐者。

唇形不理想、唇色不佳者。

唇部整形术后留有瘢痕者。

5.3.4.2 禁忌证

病毒性疱疹、湿疹、唇干裂和唇部感染者。

过敏性体质、瘢痕体质者。

传染病、血液病患者。

精神异常或审美观异常及审美心理缺陷者。

未成年者。

5.3.4.3 操作要点

消毒红唇及周围组织。

选择局部浸润(或阻滞)麻醉,或者表面麻醉。

用浸有麻药和肾上腺素的棉片敷贴在唇上10～15min。

操作者戴无菌手套。

绷紧固定口唇皮肤,蘸少许文唇液,先文出唇线轮廓,边文边用浸有生理盐水＋肾上腺素的面片擦拭,以利于观察着色情况和止血。

若需文全唇,在文好唇线后,换复合针,采用密集短横线法文饰。

文饰数遍后擦拭检查,不足补之,出血较多者,用肾上腺素涂抹止血。

文饰完毕,用抗生素眼药膏涂抹全唇。

5.3.4.4 注意事项

严格无菌、无痛操作。

切忌使用单一的咖啡色和黑色文唇线。

切忌文饰过深,造成瘢痕。

文饰后21h内冷敷以减轻肿胀。

保持唇部及口腔的清洁,用眼药膏涂抹滋润唇部。

口服抗病毒的药物,预防唇部疱疹。

文饰后8~10d脱痂,1个月后可补色1次。

5.3.4.5 并发症及其处理

唇部疱疹为最常见的并发症。文饰后需口服吗啉胍、维生素C、维生素、牛黄解毒片等药物,预防病毒感染;唇部应涂抹眼药膏、吗啉胍眼药水或干扰素;叮嘱受饰者多喝水、多食蔬菜、水果等。

变应性反应唇周潮红、发痒,有苔藓样改变;可用庆大霉素加地塞米松涂抹或湿敷,也可用可的松软膏外涂;口服抗过敏性药物,如氯苯那敏、阿斯咪唑等;局部反应明显、严重者,同时给予抗生素药物治疗。

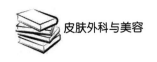

6 皮肤的美容与保养

　　皮肤是人体最大的器官,不仅是人体天然的屏障,具有保护、感觉、吸收、分泌和排泄、调节体温和免疫的作用,还是重要的审美器官,维持人体健美的外形,传递着美的信息。马雅可夫斯基曾说,世界上没有一件衣服能比健康的皮肤、发达的肌肉更美丽。随着物质生活水平的改善,人们的精神生活水平也逐步提高,审美观念深入人心,因此皮肤的保健与美容也越来越受到重视。

6.1　皮肤的类型与 pH 值

6.1.1　皮肤的类型

　　为了对保护皮肤辨别皮肤的问题有良好的认识,我们首先要了解和区分不同的皮肤及皮肤问题。

6.1.1.1　中性皮肤(弱酸性)

　　柔软、稳定,组织滑而幼细,皮脂及水分供应充足,表面没有瑕疵,颜色红润,面部与颈部颜色深浅相同。肌理纹路平整,皮沟线细,皮丘小又平,毛孔不明显,汗液及皮脂分泌畅通,肌肤健康有光泽。冷时皮肤偏干性,热时肌肤偏油性。

　　外观:光滑、新鲜、清洁、有健康色彩。pH 值正常。放大镜下光滑幼嫩,柔软,不厚不薄,没有油腻感。

　　保养:正确的洗脸方法和洗脸用品:碱皂错、天然植物清洁对;充足的睡眠和正常的饮食习惯;避免太阳直射,注意防晒工作;注意素肌保养,保持面部不受环境干扰,周期护理促进血液循环,新陈代谢;注意化妆品的季节选择。

6.1.1.2　干性皮肤(碱性)

　　肤质辨别:肌理纹路平整,毛孔细小,皮肤表面皮质层水量进少,皮脂分泌过少,易产生皱纹、黑斑、雀斑、不易长面疱,易上妆,不易脱妆,洗脸时肌肤有紧绷感及刺痛。

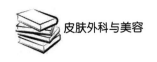

又分为缺油、缺水干性皮肤两类。

（1）缺油性干性皮肤（缺少天然油质）

皮肤油脂、汗腺分泌少，皮肤洁白、细嫩、毛孔细而不明显。皮质薄而透明，不易出暗疮，因常年缺少自然油脂滋润，脸部皮肤显干涩无光，皮肤易老化，产生碎皱纹常见于30岁左右。干性皮肤的皮脂分泌率降低可能由于内部原因，如饮食或机体不健康等因素，外部原因有不正常的皮肤护理方法、化妆品粗糙等。

外观：皮肤紧凑，犹如纸张出现条纹，一些弯曲部位与重复活动地方尤甚。放大镜下毛孔幼细，有些部位较敏感，毛细血管明显，如果缺少滋润会出现皮肤脱屑现象。在接触时感到，表面组织粗糙，眼部、颈部出现松弛。

（2）缺水性干性皮肤（缺少滋润，脱水性皮肤）

皮肤缺少组织的紧凑与充实。没有水分或水分剧烈减少。通常深度的脱水皮肤具有一层厚的表皮，可防止水分蒸发。表面脱水是由于无法保持皮肤的湿润性，从而使皮脂分泌降低，皮肤丧失保护能力。

皮肤脱水有两种类型：一是非常细致的组织性皮肤（干性）：在颊部明显地可以看到毛细血管纹，皮肤属敏感型，对机体的物理、化学变化能迅速作出反应，水分丢失严重；二是极厚组织皮肤（苍黄皮肤）：毛孔粗大而缺少补充性，表面组织粗糙，在颊部下面有脂肪聚积，显得很难看。

保养：科学的洗脸方式（不能使劲，水温和），和不含皂质的洗脸用品；选滋润性强，高营养单一的护肤品；环境不宜太干燥，注意身体水分的补充；多吃肝类食物及新鲜的蔬菜、水果；注意保持良好的情绪和充足的睡眠；避免晒太阳（日晒斑）。

6.1.1.3 混合性皮肤（东南亚一带70%女性是混合性肌肤）

混合性皮肤是干性和油性的混合，也称矛盾肌肤。常见为T型区为油性肌肤，V型区为干性肌肤。T型区包含前额、鼻部、颏部，毛孔粗大，易分泌油脂，且易长青春痘和暗疮。V型区皮肤包含脸部两边、眼部、颈部，呈干性，易干燥，易生细小皱纹和黑斑，化妆后眉部易出汗出油。此类型皮肤的人往往有肝脏功能不佳、脾气较易暴躁的特点。

保养：正确的洗脸方法和洗脸用品，不同对待两颊和"T"字带；控制"T"字带的油脂分泌，使用收缩毛孔用品；清除"T"字带的粉刺，防止发炎（不能用手）；两颊要注意补充足够的水分、营养品；眼部做特护（肤质薄弱）；不同年龄，使用不同的产品，养分过多、过少都不好。

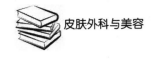

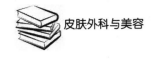

6.1.1.4　油性皮肤（酸性）

皮脂腺和汗腺特别发达,油脂分泌多,易受细菌感染,易吸取空气中的灰尘,使毛孔污染,易长粉刺,毛孔易粗大,对细菌抵抗力弱,易长面疱与肿疮,上妆后易脱妆。男性激素分泌旺盛。

外观:皮脂分泌旺盛,有光泽,终年滋润,随年龄增长,皮肤不易衰老,毛孔粗大,易生黑头、暗疮、堵塞毛孔。

接触:皮肤较粗糙,厚而呈现不平衡组织,缺少补充性,有油质感。

保养:注意清洁,防止细菌感染;选择正确的洗面用品,避免碱性、皂性用品,以免造成毛孔更加粗大;加强深层清洁和收缩毛孔工作;使用清爽性强的化妆品;注意肠胃功能的保护及饮食调节;少用茶、咖啡、烟、酒等刺激性食物。

6.1.1.5　敏感性皮肤（较为脆弱,比率已由2%上升到22%）

皮肤薄而细腻,但也有特殊的敏感皮肤,呈粗糙状,有时可见到红斑、脱屑、红肿等现象。毛细血管暴露;表皮薄,对外界抵抗力差,稍一受刺激就会产生敏感;推荐加强保湿的产品,注意渐进性;定期按摩,加强抵抗力;加强收缩毛孔;洗脸,卸妆要彻底,不能用碱性、皂性用品。

先以单一产品试之,慢慢增加,一旦有反应,应马上停止使用,洗净,用蛋清,淡盐水或凉茶水拍打按摩,使症状减轻,消退。

6.1.2　问题性肌肤的类型分析

6.1.2.1　色素沉淀肌肤

护理:避免阳光的暴晒,以免恶化;多使用含高单位维生素E、C的化妆品;避免刺激性食物,注意饮食结构,多吃绿色蔬果;保护肝脏的功能,慎服药物,特别是刺激类药物;保持愉快的心情和充足的睡眠;使用专业治疗产品,如"一凡"专业美白溶瑕产品;利用营养导入,加强新陈代谢,协助色素细胞的淡化脱落。

6.1.2.2　暗疮发炎型肌肤

由于内分泌异常或刺激性食物的影响,皮脂腺分泌紊乱,出现大量油脂,它与汗液结合造成皮脂腺和毛孔堵塞堆积,再经外界污染,细菌侵入,导致毛囊发炎,皮表红肿,形成粉刺、面疱、丘疹、硬结性痤疮等。一般来讲,内因占80%,外因占20%,应内外兼治。

（1）形成原因和特点

①内因:体内荷尔蒙分泌不平衡,皮脂分泌异常例:青春期;肝脏,肠胃机能障:肠胃不好,消化不良,降低了人体对营养的吸收作用,引起维生素 B_2、B_6 的不足,导致皮脂腺分泌过盛,引起面疱;便秘:肠胃好不好的标志就是通便,好通便,不好就会长粉刺、面疱等,因为我们体内的毒素如不能从正常的渠道排出,就会转移想转移办法排出,通过血液循环达到皮肤,于是便以粉刺、面疱形式排出(肝脏有解毒的作用它的功能不好就无法完全解毒)。药物的副作用:长期服药,药中的毒素不能被很好地分解。

②外因:皮肤清洁不好,使细菌侵入;刺激性食物的诱发;生活无条理,睡眠不足;化妆品使用不当,过分油脂引起。

③特点:"T"字带出现居多;不易上妆,易脱妆。

（2）护理

①控制皮脂分泌,做好收缩毛孔的工作。

②保持酸性保护膜,即使调整面部 pH 值,避免环境污染。

③禁用碱皂类用品、以免恶化。

④注意饮食调整,保持肠胃功能。

⑤注意维生素和水分的摄入。

⑥少吃刺激性食物,多吃水果,蔬菜,瘦肉,牛奶等。

⑦选用无刺激,含消炎、杀菌等功能的化妆品,局部伤口需要配合消炎药膏使用。

⑧用高电波治疗仪杀菌帮助伤口愈合。

6.1.2.3 老化肌肤

随着年龄的增长,一般从 25 岁开始肤质减退,老化,留下皱纹,那么我们是听其自然呢? 还是加强保护使之延缓呢? 我们说恶劣向环境也会使皮肤老化,保养的目的是延缓,防胜于治。

（1）造成原因

①内因:年龄老化,人体机能衰退,新陈代谢变慢,细胞再生能力减弱,体内各种营养、水分、脂肪丧失;药物:任何药物都有副作用,严重的破坏身体的免疫力,引起新陈代谢的紊乱;因病,体重时增时减,皮肤无法及调整,使细胞组织变得松散,产生皱纹;香烟尼古丁造成微血管收缩、降低皮肤的血液循环,使养分不足、引起老化;饮酒过度、酒精使微血管脆弱,带走体内组织中的水分,致使皮肤干燥,失去弹性。

②外因:洁面不彻底,老化角质长期堆积造成新陈代谢障碍;表皮细胞缺乏油和水的滋润;空气的污染或长期生活在干燥及风沙的环境中;面部表情经常过于丰富或情

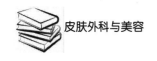

绪长期低落;太阳的过度照射水分流失提早衰老室内外温差过大;长期睡眠不足、劣质化妆品的长期侵蚀或错误的护理方法造成"早衰"。

特点:眼睛周围,嘴的周围有细纹及皱纹出现;颈部有皱纹出现;皮肤暗淡、粗糙、松弛、没有弹性;面部出现斑点并逐渐加深。

（2）护理

①擦含高营养的物质及各种维生素和天然矿物质的保养品。

②注意洁面和去角质的科学性,避免含碱皂物品。

③及时为肌肤补充水分,按摩肌肤加强其保护能力。

④补充活细胞素对网状组织补充修复。

⑤注意睡眠,保持良好的情绪,改善饮食结构。

6.1.3 皮肤的 pH 值

pH 的意义:pH 是对酸碱质的量化,但在皮肤美容领域,它反映了皮肤是属于干性或油性。正常皮肤表面偏酸性,其 pH 值约为 5.5 ~ 7.0,最低时可到 4.0,最高可达 9.0。一般上肢及手背皮肤的中和能力很强,属偏酸性,而头部、前额及腹股沟偏碱性。当皮肤接触碱性物质后,起初 5 分钟皮肤的中和能力很强。pH 值不平衡时容易造成皱纹、黑斑、粉刺、面疱等各种皮肤病症。

健康的皮肤角质层的 pH 值约为 5.0 ~ 5.6 为酸性的环境,其功能在对抗外来环境生存的微生物(呈碱性)时可起到保护作用。

6.1.3.1 干性皮肤

干性皮肤是最脆弱的皮肤,皮肤很薄,肤色也暗淡无光,皮肤的角质层含水量很低,皮脂分泌明显不足,缺少水分和油分,因此会显得非常干燥。干燥的皮肤容易脱皮、形成皱纹,所以保养一定要做足。

特点:

①皮肤比较薄脆,多呈现出干燥、无光泽、不润滑状态。

②洗面奶洗脸后感觉很干燥,紧绷,清水洗脸也会有同样的感觉。

③对外界刺激比较敏感,皮肤干燥,容易产生皲裂,并且在秋季最明显。

④因为没有多余的油脂,所以不容易长粉刺、痤疮,但容易形成色斑和细纹。

⑤对紫外线抵抗力较弱,易衰老。

⑥上妆易出现浮粉现象,化妆品不易均匀开,妆容较持久不易脱落。

6.1.3.2 油性皮肤

油性皮肤顾名思义,就是分泌油脂很多的皮肤。肤色较深,其角质层中有正常韩亮的水分,但是油脂的分泌却过多,脸上常常有一种油腻腻脏脏的感觉,很容易造成毛孔堵塞引发肌肤问题。

特点:

①皮脂分泌过于旺盛,毛孔粗大,皮肤粗厚、油腻,容易流汗,堆积污垢。

②毛孔堵塞,易长粉刺、痤疮,痘痘消失后会留有痘痕。

③洗面奶洗脸后没有紧绷感或紧绷感会消失。

④因为油腻腻的,所以会很容易脱妆,需要时常补妆。

⑤皮肤有油脂的保护,不易老化,也不易产生细纹。

6.1.3.3 中性皮肤

中性皮肤是肌肤最健康理想的状态,肤色较浅,没有干性皮肤和油性皮肤相反的皮肤问题。

特点:

①皮肤厚薄适中,有弹性,红润有光泽。

②肌肤纹理细腻、光滑,皮脂与油脂分泌适中,呈现出粉嫩的感觉。

③不油腻、不干燥、毛孔紧绷、不易老化、不易产生细纹、不易长痤疮。

④上妆容易且不易脱妆。

⑤洗面奶洗脸后仍然感觉清爽自然,无紧绷感。

6.1.3.4 混合性皮肤

混合皮肤也不是一种健康理想的皮肤,反而比油性和干性皮肤更加的难以对付。因为混合皮肤是综合了油性皮肤与干性皮肤的双重特征,一张脸上的肌肤有的地方呈现油性,而有的地方则呈现干性,护理起来要分区对待,相当麻烦。

特点:

①介于油性皮肤与干性皮肤之间。

②综合了油性皮肤与干性皮肤的双重特征。

③在 T 区或三角区呈现油性,而眼部、前额、脸颊部位呈现干性。

④会出现油性皮肤和干性皮肤两者都有的皮肤问题。

6.1.3.5 敏感性皮肤

敏感性皮肤是对外界的多种刺激极易出现过敏性反应的皮肤。稍受刺激,就会产

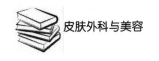

生皮肤不适应,引发皮肤疾病。

特点:

①极易受外界刺激,发生过敏反应。

②皮肤很薄,毛细血管明显,脸颊易泛红。

③抵抗力差,极易过敏。

6.1.3.6 衰老性皮肤

世间万物都有一个成长到衰老的过程,皮肤也是如此。皮肤的衰老在正常情况下是跟着人体的年龄走的,而如果未老先衰,皮肤提早衰老,这就是衰老性皮肤的特征了。

特点:

①皮肤缺水,干燥无光,晦暗发黄。

②皮脂分泌量少,皮肤过早松弛、下垂,很容易出现皱纹。

③皮肤缺乏弹性,容易萎缩。

④抵抗力降低,再生能力下降。

⑤易受伤而不易愈合。

6.1.3.7 损容性皮肤

凡是出现有症状的、有损伤面容的皮肤,我们都成为损容性皮肤,也即问题肌肤。

特点:

①有损容颜,影响形象。

②出现一些具体的症状,如斑疹、水疱、溃疡、结痂等。

6.2 皮肤的护理与日常保养

6.2.1 皮肤保养要诀

皮肤是女性健康与美丽的象征,当我们最初注意到一个人时,她美丽洁白的肌肤往往是形成美好的第一印象的重要因素。健康与美丽是分不开的,尤其是对皮肤来说,这一点更加重要,如果没有了健康,便根本谈不上皮肤的美丽。

当皮肤出现了一些问题性的症状,如:油脂分泌过多,斑点,毛孔粗大,面疤,色泽不佳等,只要稍加用心保养、治疗,就会不难创造出奇迹,使丑变为美。

在未进行皮肤护理之前,首先应明确皮肤的构造与功能,皮肤的表层是由无数的细胞组织丽成,而这些细胞在身上任何部位都有不同的厚度,它们的生命得以延续,乃是依赖血液来供给营养,当身体的其他器官出现问题时,如肠胃功能不佳,肝脏功能障碍等,都会对皮肤发生直接的影响,医生诊断病人,总把"望"视为探悉病人的第一参考,这就是因为我们的健康情况,常常会由皮肤的状态表达出来,这是无法掩饰的。

正常的新陈代谢或摩擦,都能促使皮肤的细胞死亡,使新生的细胞由皮肤的底层不断地生长更新,加以补充。当我们年轻时,新陈代谢的能力强,细胞的生长速度会很快;而到了老年,全身各器官的功能均下降,皮肤的新陈代谢也会减缓,于是皮肤就变得干燥、老化、稀薄(表皮薄)、松弛,此时,就应利用食物营养与保养化妆品来补救。

此外,毛孔对皮肤也很重要,它的作用是分泌油脂与汗水,在整个身体当中,只有手心与脚心是没有毛孔的,但这个部位的皮肤特别厚,可以加强保护功能。汗腺的作用是可将身体内的一部分代谢产物排出体外,同时,汗腺最重要的作用就是对体温的调节。在天气酷热时,汗水大量从汗腺中徘出,汗水蒸发可以带走大量热能,使人体不至于温度过高。而到了天气寒冷时,汗腺收缩,可将体内热能保持住,使人体不受外界寒冷的伤害。

要想使皮肤发挥它正常的作用,就必须要注意清洁,使毛孔不受污垢阻塞。每天至少要以温水和纯色质的面皂清洗2次脸,并让洗面奶的泡沫停留1分钟,用温水冲净后,再用冷水收缩毛孔,最后小心地用毛巾将水分吸干。

脸部按摩与敷面,也是保养皮肤不可缺少的方式,按摩有轻轻按压下去的意思,它的原理是对身体的一部分成全部,施以轻轻的压力,使它受到刺激,以加速血液和淋巴的循环,促进皮肤新陈代谢。

脸部的皮肤与身上其他部位相同,也需要做适当的运动,皮肤才会健康有弹性,经过一天的繁忙工作后,面部按摩可使皮肤红润捎除一天忙碌的疲惫,使容颜舒展。彻底的清洁保养、按摩可1个星期施行1次。首先将脸部清洁后,搽适当的营养按摩霜,或温热的凡士林油,由下面上旋转按压所有神经点部位,最后轻轻拍遍整个面领和眼睛周围,以增进血液循环。按摩10分钟左右,即可将按摩霜拭净,或用吸油机将按摩后的脏油吸除,接着调制敷面剂,新鲜的牛乳、鸡蛋、水果都是绝佳的材料。敷面后最好躺下,全身放松,不要活动脸部肌肉.以免造成皱纹。让涂面剂留在脸部15~20分钟,使脸部能充分吸收养分,增加柔嫩度。洗去敷面剂后,用冷毛巾按效整个面部,使毛孔自然关闭,最后抹上营养乳液、面霜。接下来就可以安心入眠了。倘能持之以恒,一定会使肌肤保持娇嫩、润泽。

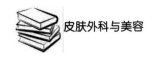

充足的睡眠也是肌肤美容的一大妙方,可使肌肤容光焕发。年轻人一般每天需要睡眠 8 小时,如果睡眠不足,会使肌肤受损。另外,睡眠时应注意保持良好的姿势,应仰睡,脸朝上、背朝下。抱枕大睡及侧睡,会在脸上压挤出皱纹。

水是健康外表肌肤的最佳营养剂,水可使肌肤清洁,而清洁也是美容的关键,肌肤可以吸收是它两倍重量的水,由于肌肤中的水分会不断蒸发,所以平时应经常喷洒些水到脸部的肌肤上,使它经常保持湿润。而一些油脂面霜的作用,只是在阻止肌肤中的水分缓慢地蒸发而已。

正常的饮食习惯,一日三餐定时定量,对肌肤都是有益的,尤其是富有营养的早餐对肌肤的帮助更大。一个健康的人,需要的营养应该是多方面的,切忌养成偏食的习惯。皮肤保健需要的食物——柠檬、西红柿、青菜、白菜等,都含有丰富的维生素 C,维生素 C 有清理色素的作用,可使皮肤白嫩,尤其是柠檬所含的有机酸,能起漂白作用。另外,西红柿含有丰富的维生素 A 和维生素 C,生食对皮肤非常有益。

菠菜、包心菜、白萝卜、油菜、芥菜等除了含有补血的铁元素外,钙元素食量也很丰富,能促进骨能发育,并可调节体质,减轻皮肤过敏反应,增加机体的抵抗力。尤其菠菜,台有丰富的铁元素、叶绿素、植物纤维和维生素 A,可提高皮肤营养,增强血液循环,促进新陈代谢。至于白萝 F,它含有消化酵素,可以帮助消化,吸收有益的营养成分。

大蒜、洋葱、芹菜、葛芭、黄瓜、冬瓜等部含有丰富的维生素 C、磷质和维生素 E,能补脑,对预防或改变皮肤粗糙的功能也非常强。维生素 C 是美容不可缺少的营养素,因此,多吃新鲜的水果,如柑而、葡萄、草萄、苹果、木瓜、番石榴、菠萝等,不但可清血,使肤色光洁,同时水果中含有的植物酪类,可以缓解疲劳。

其他重要的食物还有牛奶、鸡蛋、鱼类、海藻等。总之,要有平衡节制的饮食量,绝不要有挑食的习惯。

6.2.2　皮肤保养十大须知

温度太高或太低对面部皮肤都会有很大的伤害。时间久后皮下细小血管会受到伤害,会使皮肤呈红色,持久不退,因此,应避免使用过冷或过热的水洗脸。

不可盲从他人的皮肤保养方式,一定要采用适合自己皮肤性质的保养方法。

尽量多呼吸新鲜空气,并做适量的运动,新鲜的空气和适量的运动会刺激血液循环,使面色光洁红润。

皮肤会不断地随着年龄、气候、健康的变化而改变,应每隔一段时间就要检查测验一次,看是否需要进行保养上的调整。

颈部和脸部同样重要,所以千万不可遗忘了颈部肌肤的保养。

化妆和保养时,所有的动作都要从下往上的方向操作,切不可从上往下,以防将脸部肌肉拉松。唯一从上向下顺序的操作,便是化妆完毕,用毛刷将脸上多余的碎粉除去。

当选用洗面或洗澡用的肥皂时,不要因喜欢其香味而随便采用,而要选择适合肌肤性质的肥皂才是明智之举。

不要随便摩擦、拉推脸部,脸上的肌肉很容易因伸张而下垂或松弛,在化妆和保养时一定要轻柔地棕抹、推按。

绝不能让脸部直接与风沙、灰尘、热气接触.早晚最好抹上护肤剂加以保养滋润。

不可忽略饮食对皮肤影响的重要性,每日需补充 6～8 杯开水。各种水果、绿色蔬菜和牛奶,都是对美容有利的食物,甜类及油类的食物可尽量减少。服用维生素 A、C、E 对美容很有帮助,但必须在医师的指导下服用,以免维生素过量损害身体健康。

6.2.3 科学洗颜方法

人人都知道,清洁皮肤是美容最基本的要件,附丁皮肤表面的一层角质层,大约每27 天自然更新 1 次,在代谢的过程中,每天都会有老化的细胞产生。而这些老化的细胞若不及时清除,即使使用了最高级的保养品,皮肤也难以吸收而获得改善。皮肤的老化细胞会阻塞毛孔,阻碍皮肤的正常生理作用,使皮肤无法吸收外来的养分,排出代谢的废物。脸部的皮肤不像其他部位的皮肤,可借着衣物遮掩保护,它可是赤裸地暴露于外,忽视了对它的清洁,尘土、皮脂以及汗水便会使脸部皮肤受到污染。若平时又有化妆的习惯,在没有适当地清除污垢时,化妆品色素及油污就会阻塞毛孔,妨碍皮脂腺的正常分泌,面疤、粉刺、皱纹、黑斑就会跟着出现了。

清洁脸部的方式有以下两种:①干洗。就是不用水洗,以洗脸专用的清洁乳来洗掉脸上的不洁之物。清洁乳是一种稀薄的清洁剂,它能在轻巧快速的按摩中,除去脸上残留的化妆品污渍,并可深入毛孔清洁,洗毕只需用自来水,便可坤洗干净。在缺水的情况下,还可以使用化妆纸擦净,然后再抹上卸妆清洁水,就可达到清洁的作用。这就是所谓的干洗。②水洗。若是脸上化过妆,可先用清洁霜卸除脸上的化妆品、色素,一般用肥皂只能清洁表面,而清洁霜能直接渗入毛细孔内。而后用化妆纸擦净,这些污物会被清洁霜除去,留下表皮上的油分,这时就必须用洗面皂加温水才能彻底洗净这些矿物油。若不用温水、洗而皂洗净,时间久了就会导致毛孔阻塞,而且还会长出面

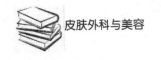

疮、粉刺,并且化妆也不易持久保持。

在洗脸之前,最好先以湿热毛巾敷在脸上片刻,或用温水喷洒于面部,先行湿润,将毛孔放开,提高皮肤温度。而后再蘸洗而乳刷洗,切不可直接将洗面皂涂撩于脸部,以免碱性太强刺激肌肤。因为人的皮肤有一层皮脂膜覆盖着,皮肤就靠着这层膜来保持脂肪和水分,才会光华柔润,若用肥皂拼命直接磨洗,这层皮脂膜便会被磨掉,皮肤就会又干又组。应以双手将菌在手上的香皂充分搓揉出泡沫来清洁脸部才为正确。

洗脸的水温也是一个不容忽视的问题,无论春夏秋冬,原则上洗脸的水温都应以接近人体体温为宜。为了达到护肤的目的,通常水温保持不超过30℃,凉水不低于10℃。水温太低会使香皂不易溶化,而且污垢也不易除净,不易溶解皮脂,洁肤效果差;水温过高又会过分镕解皮脂,松弛皮肤,扩张血管,使皮下脂肪和水分大量丢失,导致皮肤外层干涸、无光泽、起皱。

所以想进一步加强洗脸的效果,用冷、热水交替冲洗拍打两颊,来强健肌肤,促使血液循环良好,保持皮肤弹性,预防小皱纹,帮助皮肤毛孔收缩,是一种增强皮肤弹性和美容的好方法。

洗脸时还要注意从下向上。传统的习惯是从上而下洗,恰好与面部血液循环方向相反。另外,地心吸引力也将我们的皮肤向下拉扯,使面部出现细碎的皱纹,造成皮肤松弛。

作为洗脸用水的水质可分为以下两种。①软水:蒸馏水、凉开水、雨水,自来水;②硬水:井水、河水(含矿物杂质较多),硬水变软水可加硼砂、明矾或煮开。硬水内含大量的钙盐和镁盐,长时间使用硬水洗脸易使皮肤变得干燥、变粗。而软水较易被皮肤所吸收,对补充皮肤水分、防止皮肤干燥老化有很好的效果。

磨砂膏也是洗脸用品之一,可以帮助除去老化的角质层,使用一般洗面皂仅能清洁毛细孔污垢,而无法洗去这些废皮。但磨砂膏不可每天使用,1个星期最多1次,若每天使用磨砂膏来摩擦皮肤,将严重伤害到新生的皮肤,反而使之变得粗糙,而且容易过敏。

用水洗过脸后,必须涂抹适合自己皮肤的化妆水、乳液或面届,以补充用香皂洗脸时洗掉的自然油分,如不予适当的保养,补充营养成分与水分,皮肤将变得粗糙、衰老。

中性皮肤的保养;晨间以弱酸性化妆水拍打脸部,面后抹上含有酵素、漂白成分的营养乳液,保养皮肤。干性皮肤的保养:晨间先抹柔软化妆水,再涂上营养面霜,如果皮肤过度干燥,可涂抹油脂面霜,或在脸尚湿润时,以手指取少许凡士林,按摩脸部.过5分钟后再用化妆纸摄去多余的油分。晚间再抹上营养化妆水,抹上胎盘营养届后轻轻拍打。油性皮肤的保养：晨间先用收敛化妆水，再抹上油脂少的柠檬乳液、面霜。晚间使用营养化妆水。部分干燥皮肤的保养：脂肪分泌过多的部分，只在该部位搽收敛化妆水，油分分泌少的部位，则应抹上营养面霜，加以双重保养。

洗脸次数：普通性质的皮肤每天早晚各 1 次即可，而油性皮肤每天洗三四次都可以。干性皮肤用香皂洗脸过度会变得更粗糙，因此，晚间用香皂洗一次即可，而晨间应以清洁乳、清洁水干洗，以免使皮肤过于干燥。

香皂的选择：清洁皮肤的用品有很多种，但香皂是最基本、最必需的清洁用品，它可以将油脂分解与水结成乳状液体，用水能将它们一并冲洗干净。香皂在硬水中不能很好地产生泡沫，也无法很好地溶解油脂。

市面上香皂的种类繁多，如何选择适合自己皮肤，又属良好品质的香皂呢？选购时应注意以下几点。

泡沫多，清洁力强的香皂，对皮肤的刺激性也会随之增强，这类香皂的使用次数与使用时间长短须适当。一些爱好洁净者，手部干裂，就是因为使用了过多的清洁剂，而造成皮肤油脂丢失点质层酸眩度减低，皮肤因而受限。

根据个人年龄和皮肤状况来选择香皂的类型。婴儿、老人由于皮肤分泌量少，所以洗脸次数要减少，而且应选择清洁力较弱的香皂。而油性皮肤的人，应选择清洁力较强的香皂。

切开香皂，内部完全无空隙及无粗粒者为佳品。如有粗粒，即为制造工艺不佳，油脂未能完全溶解的缘故。

因为婴儿的肌肤细嫩，不能受刺激，所以婴儿香皂的含碱性量降低至最低程度。婴儿香皂除了具有一般香皂的功效，在制造过程中，于结晶的成品中，加入了空气，使得香皂能够浮在水面上，因此又称为"浮水香皂"，使婴儿好奇，喜欢洗澡。

有些爱美的女性，为了保养自己的皮肤，也选用婴儿香皂，以为这样就不会伤害皮肤，实际上这种香皂只适合婴儿使用，成人使用却无法彻底清洁皮肤，反而有碍美容。

6.2.4　换季皮肤保养法

我们生活在一个不稳定的环境里，其中虽存在着许多平衡，但有时仍会强烈地变化。这些变化会随不同的气乐出现于一定的季节。季节的递擅演变也伴随着固定的气候变化，使得我们的身体组织顺应一个特定的律动，因此，当季节交替时，我们可发现外在气温的重大改变，以及阳光和其他因素对自然景观产生的作用。这些气候产生的作用首先影响到皮肤。

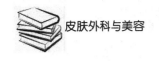

通常在皮肤组织里,压力会导致细胞的增加,高温会导致细胞发展和繁殖,潮湿会导致细胞结构的破坏,干燥会导致细胞过早角质化,寒冷会导致细胞角质化结晶凝聚,低压(绝对高温)会导致脱屑层内死细胞的破坏与排出。

当我们了解了生物气候对皮肤的这种影响作用,我们首先应该尽可能避免长期处于恶劣的气候环境下生活与工作,同时还应在各种气候来临之际进行必要的小心保养和护理。

换季,不是服装的特权,当你觉得肌肤好像有点油、干或很敏感时,这也显示肌肤进入了换季调理的重要时期。

一般换季最明显是在冬天转春天时,由于春天的肌肤最明显的现象是油脂分泌增多,但由于气候仍处于乍暖还寒的不稳定阶段,所以肌肤变得比较敏感,以致容易引起各种皮肤的毛病。同时由于气温上升与新陈代谢活跃,皮脂腺与汗腺分泌剧增,皮肤排泄机能未能达到平衡,以致毛孔阻塞而易引起暗疮等问题。一般来说,年纪越轻的人由于新陈代谢良好,肌肤换季的现象越不明显,但随着年龄逐渐增加,生理机能逐渐退化,肌肤在换季时所出现的问题也就越来越多。

因此从冬季到春季,不同皮肤的人出现的变化不同,保养重点也不一样。譬如混合性皮肤的人应该加强"T"字部位皮肤的深层清洁,两颊则使用保湿产品。成熟型皮肤(35岁以上)及干性皮肤的入,要加强皮肤按摩,促进dR波循环及新陈代谢,并且使用修护产品修护皮肤。

敏感性皮肤的人,受到气温不稳定及紫外线增强的影响,皮肤更易显得敏感,因此保养重点即是注意防晒及缓和敏感状况。不要在换季时更换不同牌子的保养品。

油性皮肤,出于皮脂腺分泌趋增,脸部较易感油腻,所以更要加强彻底清洁,加强去角质及敬脸的工作,以免长青春痘及小粉刺。

6.2.5　春季皮肤保养法

春天气候转暖,大地复苏,这时人体皮肤的新陈代谢十分活跃,皮脂腺和汗液的分泌也日渐增多。还有空气中的花粉、灰尘和细菌随着阵阵春风到处飘扬,特别是年轻人激素分泌旺盛,更易导致痤疮发生。还有,由于外露的皮肤对于燥的气候不适应,特别是较薄的皮肤,更加敏感,常出现红色片疹。局部有灼热感,搔痒时有皮屑脱落,如遇到这种情况,说明皮肤有过敏现象,应该先找一下原因(过敏原)。是因风吹、干燥空气的刺激或是因食海鲜、牛羊肉等刺激性食物以及巧克力、可口可乐等强酸性的食品,还是化妆品使用不当引起的接触性过敏;另外,要注意自己的情绪变化。

在冬春换季之时,人们有刚刚"睡醒"的疲惫之感,加之体内传导物质的释放不当以及周围环境如空气、烟雾、噪声的污染,影响皮肤功能的正常代谢。因此,春天正是皮肤最需要保养和护理的时候。一面要调理寒冬季节所受的损害,另一方面还得准备应对炎热干燥的夏季。所以,春季护肤美容是绝对必要的,春天的皮肤护理也为四季之首,至少有以下五点须注意:

春季气温时高时低,皮脂分泌时多时少,且随气候转暖,外出机会增多,风沙、尘土不但加快皮肤水分的蒸发,而且直接刺激皮肤,易得接触性皮炎。故防风沙、保湿作用强的护肤品当为首选。

出汗,皮脂腺分泌增加可造成皮肤汗腺、皮脂腺等腺管口的堵塞,有加重皮肤炎症之虞,故须及时消除汗液及污垢。

一旦发生各种敏感状况,应立即停用化妆品,到美容院做脱敏处理。在饮食上应忌辛辣刺激食物。

要保证水分的摄入。春天气候干燥,对入的皮肤刺激较大,并且易失皮肤所含的水分,假如每天坚持喝上 6 杯左右的水,就可以补充所失去的水分。水分的足够摄入,有助于排出体内废物,使身体各组织细胞有充足的水分渗透,从而养护皮肤。

要防尘埃对皮肤的损害。吞天,人们往往喜欢踏青而游,但春季风大,尘埃显得尤其多,而悬浮于空气之中的尘埃对皮肤也有一定伤害。尘埃的组成十分复杂,其中不乏一些细菌。如果这些尘埃多,停留在皮肤上的机会和比例就大,就会有些病菌侵蚀皮肤,造成暗疮、过敏等一些皮肤疾病。

因此,春季的保养更显重要。

6.2.6 夏季皮肤保养法

在炎热的夏季里,皮脂、汗液分泌多,灰尘与皮脂、汗液混合,堆积在皮肤上,阻塞毛孔,使皮肤无法顺畅呼吸,新陈代谢作用也随之减低,皮肤无法摄取足够的营养,结果很容易失去光泽,继而老化。气温高时皮肤的血管本该是张开与畅通的,可是一经污物的阻塞,微循环反而受到抑制。特别引起注意的是在空调房间工作和生活的人。人从室外进入空调房间,血管会突然变紧,血液循环也跟着减缓,再加上油脂的作用,使皮肤受损的程度更加严重,皮肤也就更容易老化,所以夏季的皮肤保养之道首重"保湿"。

夏季的皮肤保湿主要分以下三大步骤。

洗完脸后一定要喷活氧水原液,迅速补充水分并平衡皮肤的酸碱度。

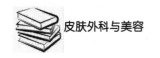

抹上具有保湿功能的活氧水凝露。

一定要抹上活氧水三重防晒霜。

防晒是夏季皮肤保养的另一个重要观念,却也是最容易被忽视的地方。通常人们都是在晒伤或晒黑了之后,才会想起防晒的重要性,而一般人使用防晒产品最常犯的错误就是忘记重复涂抹防晒霜及防晒指数不够高,无法有效发挥防晒产品的作用。要知道紫外线的伤害是不分季节的。因此我们要了解紫外线对皮肤的杀伤力。

在夏天,许多女孩子也学外国人一样,把皮肤晒成深棕色,以显示自己的健康美。但是要将皮肤晒成健康色,必须要得法,才不至于伤到皮肤。对正常人的皮肤来说,日光浴最好的时间为上午10点以前,下午3点以后,开始晒的时间不要超过20分钟,以后再逐渐延长日晒时间。

每个人对日晒的承受能力会有所不同,有些人稍微曝晒在阳光下,皮肤就会很快通红,而有些人虽经强烈日晒,也只不过稍微黑了一点,所以在进行日光浴时,一定要充分认识到自己的肤质,根据肤质情况来调整每次的日晒时间。

皮肤被日光灼烧后,可以用微温的水,加入两杯(150毫升/杯)苏打粉,长时间淋洗灼伤部位。或新鲜小黄瓜切成细薄片,浸在牛奶里,放入冰箱里几小时,取出,贴在灼痛部位20分钟后拿掉。此法通常会有意想不到的效果。并且值得注意的是,经常曝晒在阳光下,容易使秀发脱落、脱色、卷曲,难整理,所以在阳光下必须戴帽子或撑阳伞来保护头发。

流汗以后,最好立刻将它擦干,冲洗干净,因为汗液很容易吸收紫外线,使皮肤色素沉淀,形成汗斑。

在夏季皮肤保养方面,应注意的是要经常清洁皮肤,尤其是脸部一定要彻底地清洁干净,以免皮肤变得厚、黑和粗糙,皮脂、污物封塞毛孔,为细菌繁殖提供条件。每星期可做1次皮肤保养,可增加皮肤的弹性,滋润肌肤,恢复活力。

从海边归来,由于阳光、风及海水的盐分,会使皮肤变得枯燥和紧绷,应在休浴后,全身抹上润肤剂,尤其是肩部、手臂、腿,更要多搽一些。除了清洁保养之外,还须注意食物营养的摄取,睡眠充足,早睡早起,呼吸新鲜空气,对皮肤均有益,少使用空气调节器,避免吃刺激性的食物,多补充水分。夏天最忌便秘,选择清淡爽口的食物,如此你就可以轻松地度过一个愉快的盛夏。

盛夏是人体失水最多的一个季节,当身体经过日晒和由于天气炎热,出汗多,蒸发快,更需要补充大量的水分。那么又怎样补充好呢?

每天清晨起床后,在漱口和饭前,空腹先喝1杯水或淡盐水,这样可有效补充一夜消耗的水分和盐分.降低血液浓度。

饮水以白开水为宜,可适当饮用果汁及茶水,茶叶含有丰富的维生素 C 和无机盐,对减少面部雀斑、色斑,保持皮肤张力和弹性有效。

多吃一些含水分丰富的水果、蔬菜,如黄瓜、西瓜等。

在夏天,人们喜欢用冷水洗脸,觉得有清凉消暑作用,其实冷水会刺激毛细血管紧缩,反而把污垢留在脸上。夏季最适合洗脸的水温是 25 ~ 32℃ 的温水,这种最接近人体温的水比较不会刺激生理机能或毛细血管,也容易去除污垢。所以夏天洗脸,还是温水最好。

6.2.7 秋季皮肤保养法

秋季的皮肤随着气候变化会呈现 3 种状态。

皮肤在经历了一个炎热的夏季后,常会出现令人讨厌的面疱、粉刺。到了秋天,天气转凉,产生这些讨厌问题的条件已去除,但如果不注重皮肤保养,这些讨厌的东西也不会轻易地离去。

入秋后,汗腺、皮脂腺分泌量渐渐减少,皮肤缺乏这种润滑剂的滋润,就显得干燥、粗皱,再加上秋季干燥热风的砍袭,要恢复原来娇好的皮肤,如不适时地补充水分,皮肤的干燥情况不但会日趋严重,化妆时更会因粉底不易搽抹均匀而呈现浮粉现象。并且,此时应该同时准备冬季所需用的油质重的化妆品。

油性皮肤:经过夏季太阳的照射,皮肤会变成漂亮的小麦色,可是由于油脂分泌太多,会长出许多青春痘。同时,最好勤洗脸,每天最少洗 3 次,还可利用磨砂膏使皮肤变得细腻,洗脸后用消炎、收敛化妆水轻轻拍打脸部.使毛孔收缩,再搽上杀菌、消炎药膏 * 平时最好减少化妆次数,增加清洁次数。

中性皮肤:秋天要特别注意保养,并加以按摩,同时注意皮肤水分的保持,每周蒸脸 2 次。25 岁以上的女性,入睡之前,要对眼睛四周使用眼霜保养,以免产生眼角色尾纹,同时还要注意颈部的按摩和保养。回家以后,应马上卸妆,用清洁霜彻底洗净皮肤,然后,拍上营养化检水,再轻抹晚霜后睡觉。

干性皮肤:在年轻时非常漂亮,新陈代谢活跃,油脂分泌正常,不像油性皮肤会满脸冒"油",但是过了 25 岁以后,如果没有妥善保养,就会老化得特别快,很容易长出小皱纹。最好用油分较多的洗面乳洗面,面且要将肥皂水冲干净,最后抹上营养霜,使皮肤不致因为干燥而长出皱纹。

混合性皮肤:洗脸时,要特别洗干净.除了鼻子中央部分,其他部位应按干性皮肤

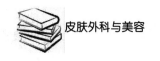

做。洗完脸后,用化妆水使皮肤毛孔收缩,只限于鼻子中央部分。早晨化妆前.除了鼻子部分,其他部位都要抹上乳液或粉底霜,给予皮肤适当的保养滋润.面后再化妆。晚上入睡以前,在眼睛四周也需敷上一些眼霜,用手指轻拍使其恢复弹性。

6.2.8 冬季度肤保养法

进入冬季,天气转凉,因为气温低,血管收缩,皮脂腺分泌不足,皮肤容易出现脱水、干燥、紧绷现象。更有的由于皮脂腺、汗腺分泌减少,而出现皮肤发痒症状。这时应在易痒部位,抹上油脂保养霜,尽量少用肥皂和过热的水洗澡,减少洗澡次数,减少对皮肤的刺激。

更有一些人一到冬天.手指会破皮流血,这种现象称之为"主妇湿疹",通常由指尖开始,碰到水或清洁剂,更易恶化。预防的方法:少碰水,做家务时应戴里面有纱布的塑胶手套,做完家务后,即搽上保养油霜。

有的人皮肤干裂得厉害,呈现蛇皮状,这与皮肤角化不正常有关,保养方法是:平时多搽含维生素 A 的软膏成冷霜保持皮肤滋润,或用燕麦粉、蛋黄、蜂蜜、橄榄油或温热的牛奶混合调匀,敷面,可保持皮肤正常的酸碱度,对发痒的皮肤有舒畅滋润的功能。

皮肤受干燥空气和冷风的侵袭多半会变得粗糙、干裂,因此我们必须给予皮肤充分的滋润与营养。然而,不只是女人会出现这种脱水现象,实际上,不分男女老幼在冬天都会出现口唇脱皮、皮肤发红、发痒、脸颊泛红、干燥,甚至连手和脚也会发生干裂脱皮现象。由此显示,皮肤在寒冷气候中很容易衰老,那么,如何防止皮肤的老化与干裂呢?

用刷子清洁脸部,可把旧皮、死皮刷去,可刺激血液循环,加速新陈代谢,促进新皮的生长。而后用清水彻底清洗干净。

每星期按摩 1 次,使皮肤充分得到滋润与营养,皮肤敏感与皮肤干燥者,用蜂蜜、橄榄油加温按摩效果会更佳。

敷面材料可自行调配,一般肌肤可用蛋黄半个、全脂奶粉 2 匙(20 克)、蜂蜜 1 匙(10 克)、橄榄油 1 匙(10 毫升)、面粉 2 匙(20 克)、苹果少许调匀涂面,15 分钟后再用热毛巾探净,再以冷水拍打即可。皮肤太油、长面疱、粉刺者可以用蛋白、脱脂奶粉 2 匙(20 克)、高岭土和硫黄各 1 匙(10 克)加少许蜂蜜、柠檬汁,这样除了润湿作用外还兼有漂白的功能。

天气寒冷时,应时常滋润皮肤,通常在洗过脸或洗过澡以后,皮肤会变得特别干涩紧绷，这时应选用营养成分高及高度保护皮肤湿润的维生素 A、D、E 营养霜、绵羊油、橄榄油、凡士林等涂搽，尤其唇部、眼圈周围更要细心。

避免用太热的水洗脸，洗澡的水温应在 30～40℃，夜晚睡觉时不可用棉被覆盖整个颈或脸，避免饮用咖啡、烈性酒、浓茶等刺激性饮品，多喝牛奶、纯果汁等。

6.3　皮肤美容按摩

现在一般将按摩分为中式按摩和欧式按摩。按摩的部位，根据其疗效、保健的目的不同而分为面部按摩、头部按摩、耳部按摩、脚部按摩等。例如按摩面部可调节血液供应，活血化瘀、达到消除皱纹斑的目的；按摩头部可改善血液循环防止脱发等。

美容护肤按摩内容及手法多种多样，要根据个人具体情况选择使用。如选用中式按摩，头部按摩，可双手屈报头部两侧，将头皮向头顶推送按摩，也可用手指从前额发际、项后发际、耳边发际至头顶进行梳理或推揉按摩。面部按摩如围绕嘴部的周围向上而按，轻而徐缓，可是嘴角不易下垂；轻轻安拍两颊的肌肉，每日数次，可使面部肌肉结实，不易松弛；从鼻翼两侧外展按摩几十次，可使面部光滑红润。眼部按摩，力度要轻，在眼部周围打圈儿，眼部的皮肤特别细嫩，宜用眼霜来按摩。

总之面部皮肤按摩的原则是，从上到下，从内往外，手法轻柔，力量适当，沿着皮肤与肌肉的纹理走向进行。面部美容按摩应在年轻时开始，若等到老年之后，面部皮肤已经枯萎、衰老时再开始按摩，效果就不明显了。

耳部按摩可用双手食指，中指微微叉开，从耳垂处往上轻轻夹住耳郭，然后中等速度上下摩擦十至五十次或双手指、食指指腹对合于耳朵前后，力量适中，做旋转捻揉三至五下，并依次滑动，来回往复十至五十次不等或用拇指的指腹或食指，中指的侧面，将整个耳郭夹在其间，用柔和之力向外牵拉，向上、下牵拉及前后牵拉十余次。用于面部抗皱时，将拇、食指的指腹对合在耳穴面颊区（请在耳垂上找到穴点）。点、揉、按五十次左右。

脚部按摩，用手按摩或光脚行走都可以。也可以在浴缸或澡盆中放入沙子和小鹅卵石，每天光脚在上面踩上半个小时。或每天洗脚后，用干丝瓜筋之类的的天然植物用力摩擦脚心。也可在晚上临睡前两脚互相擦脚心，直至发热为止。

按摩一次按摩时间以 15～20 分钟为宜，自我保健美容按摩，可隔日一次，而治疗性按摩可每日或隔日一次，10～15 次为一疗程。所选用的按摩环境以空气流通，适度

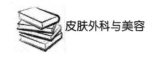
适中为宜。若是夏天气温太高不宜按摩;冬天按摩则要注意保暖,以防裸露部位受凉。按摩者指甲不宜过长,因为指甲太长易损伤皮肤;但不要太短,因为过短则点压穴位无力。总之,指甲的长度与指端相齐为宜。按摩手法和强度以患者能耐受为度,开始时手法可稍轻,随后逐渐加重,在结束时要轻柔和缓。当处于饥饿、饱食、疲劳过度时一般不要按摩,否则会影响身体健康。另外按摩须持之以恒效果方能明显。

按摩美容手法是通过手或手持器具,按照各种特定的技巧动作,有规律、有节奏的在体表进行操作,以达到美容目的。手法要求持久、有力、均匀、柔和,从而达到深透。

①持久。是指任何手法都应按照动作要领,正确、切实的持续一定时间。不同手法要求的持续时间不同。如滚法,要求单手持续 10 分钟以上,而点发操作时则应持续 1 ~ 2 分钟。

②有力。手法大多是通过力的作用来达到目的的。治疗的力是通过特定技巧、动作而发出的力。不同的疾病、不同的体质、不同年龄、不同部位所需求的力也不相同。如腰、臀部减肥时要求手法治疗力相应加大、面部皮肤美容养护时则应减小手法的治疗力。即使都是在腰、臀部施以减肥手法,由于肥胖程度的不同,手法的力度也要适当调整。同一患者施以减肥手法时,不同阶段手法治疗力也应有所不同。起初,治疗时用力要稍轻些,待适应后则应加大力度,而后期随着局部沉淀脂肪量的变化,手法也相应有所改变。

③均匀。是指同一手法、同一部位在操作过程中,其速度、压力要维持在相对稳定的基础上,才能得到较好的治疗效果或达到预期的美容目的。如美发时用一指禅推法在头部操作,无论在头顶、头侧部或后枕部,手法的力度及速度均要保持一致,不能因部位的改变及某些部位的操作不便,而改变压力或速度,影响疗效。

④柔和。是指手法在操作中应尽量减少对皮肤或其他组织的不必要刺激。面部皮肤的美容养护对手法柔和度要求甚高,而其他部位的美容应在无痛或基本无痛的情况下操作。但某些部位,穴位及某些特殊手法,在操作过程中出现疼痛则为正常,这些疼痛大多可以忍受。手法操作完毕后,疼痛也可立即消失。如捏脊法、点按穴位及腹部减肥法中的拿法等。

在按摩美容手法操作过程中,对于不同部位和手法,要求"深透"的程度不一;面部皮肤娇嫩,皮下组织较薄,血运丰富,因此在面部按摩美容时"渗透"程度不宜过大;而腰、臀、腹部按摩形时"渗透"程度则要加大。但无论使用哪种操作手法,在哪些操作部位,均应"轻而不浮","重而不滞",使手法的力达到所要治疗、养护的组织,即"适达病所"。

　　某些人(尤其是女性美容者)因血小板减少或血小板功能低下,按摩时皮肤可能出现青紫现象,尤其是腰、腹、臀部按摩减肥时更容易出现此种现象,在操作过程中应出现适当减轻手法的压力。

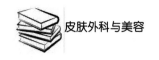

结　语

　　皮肤作为人体的第一道防线和最大的器官,参与全身的机能活动,以维持机体和外界自然环境的对立统一,同时机体的异常情况也可在皮肤上反映出来,皮肤能接受外界的各种刺激并通过反射调节使机体更好地适应外界环境的各种变化,所以具有十分重要的生理作用。因此,在进行后期的美容整形中,需要去正规医院进行,务必对皮肤进行彻底的检测和确定,选择合适的整形手术,保证手术完成的安全性和有效性。日常生活中,也需要对皮肤进行日常护理,保证皮肤的湿润度和卫生性。